Bien respirer

pour bien vivre

Pour conclure

La respiration anime chaque instant de notre vie. À chaque seconde, elle est le reflet exact de notre état physique et psychique. En l'observant, en prenant conscience du souffle, nous sommes parfaitement avertis de nos émotions excessives, stress, angoisses qui risquent à la longue de menacer notre équilibre.

Des techniques simples nous ont permis de maîtriser la respiration, son amplitude, son rythme pour favoriser l'apport en oxygène et apporter à l'organisme un regain d'énergie.

Nous avons utilisé la respiration comme un outil pour améliorer les performances physiques et sportives, développer la concentration, la souplesse et approfondir les états de relaxation.

Enfin, combinée à des exercices de visualisation et d'imageries mentales, elle est également un puissant instrument de développement personnel tant pour se libérer des tensions psychiques que pour accroître son dynamisme et améliorer son capital confiance.

Imprimé en Italie par Rotolito en janvier 2013
pour le compte d'Hachette Livre (Marabout),
43, quai de Grenelle, 75905 Paris Cedex.
ISBN : 978-2-501-08281-5
Dépôt légal : février 2013
4122909 / 01

Dr Denis Lamboley

Bien respirer

pour bien vivre

MARABOUT

Illustrations : Sally Bornot

Sommaire

Comment utiliser ce manuel

La respiration est un outil très efficace pour améliorer ses capacités sportives, développer sa souplesse, gérer au mieux ses émotions, accroître son attention et sa concentration. Cet ouvrage est avant tout un guide pratique d'exercices respiratoires regroupés en séries selon les objectifs désirés et les effets obtenus. Dans un premier temps, il est essentiel de prendre conscience de la respiration et d'apprendre à bien respirer. Par la suite, vous pourrez adapter ces différents exercices selon vos besoins spécifiques et votre temps de pratique.

Quelques conseils

- Faites vos exercices régulièrement. C'est le seul moyen d'obtenir des effets profonds et durables.
- Allez à votre rythme. Ne bousculez pas votre corps, adaptez les exercices à votre condition physique, à votre souplesse, à votre état mental. La gymnastique respiratoire doit être avant tout un plaisir.
- Définissez vos objectifs. Cet ouvrage comprend beaucoup d'exercices, il n'est pas nécessaire de les faire tous. Choisissez une ou plusieurs séries que vous pratiquez régulièrement.
- Variez les exercices. Pour rompre la monotonie, faites plusieurs exercices ou variantes ayant les mêmes effets.
- Ménagez-vous un temps de pratique. Préparez votre séance à l'avance en fonction du temps dont vous disposez. Certains moments sont plus propices que d'autres comme par exemple, le matin au réveil, le soir avant le coucher, à la pause au travail...
- Réunissez les conditions favorables. Aérez la pièce, débranchez le téléphone, desserrez col et ceinture pour vous sentir à l'aise.
- Accordez-vous toujours un petit temps de relaxation en début et fin de séance.
- Allez lentement. Ne vous brusquez pas, tous les exercices se pratiquent en douceur et lentement. N'allez jamais jusqu'à la sensation d'asphyxie. Si celle-ci survient, c'est que vous êtes allé trop loin, adaptez alors l'exercice.

Résultats

Vous serez vous-même surpris des bienfaits de ces techniques si vous les pratiquez régulièrement et avec persévérance. Vous y gagnerez en dynamisme, en vitalité et maîtrise de votre mental. Bon nombre de ces exercices sont très anciens. Quelle que soit la tradition dont ils sont issus, ils ont déjà fait largement leurs preuves.

Comprendre la respiration

Prendre conscience de la respiration, c'est pénétrer au plus profond de notre corps et de notre psychisme. Ces exercices simples et sans danger, à la portée de tous, vous ouvrent le chemin.

Vivre, c'est respirer ; respirer, c'est vivre

Dès la première bouffée d'air qui déplie les poumons du nouveau-né, respirer devient indispensable à la vie. On peut rester plusieurs semaines sans manger, plusieurs heures sans boire, mais l'arrêt des fonctions respiratoires est limité à quelques minutes.

Heureusement, notre organisme modèle de façon végétative et automatique le rythme et l'amplitude de la respiration selon ses besoins. Ainsi sommes-nous à peine conscients de ce petit miracle permanent.

Tous les actes de la vie quotidienne agissent sur la fonction respiratoire. À l'inverse, la maîtrise de la respiration nous ouvre des portes infinies selon les buts recherchés, qu'ils soient purement sportifs, pour améliorer la résistance et l'endurance, psychologiques pour développer le calme mental, la confiance en soi, une meilleure relation aux autres, ou encore spirituels avec la méditation.

SOUFFLE ET TRADITION

- Toutes les traditions et cultures accordent au souffle un immense pouvoir tant sur le plan psychique que symbolique.
- On retrouve le souffle créateur, « grand esprit », aussi bien en Afrique que chez les Lapons ou dans la culture des Indiens d'Amérique.
- Dans la tradition hébraïque, il est « Ruah », souffle primordial, esprit de Dieu.
- Pour l'hindou, il est « Prana », l'énergie qui crée le corps et l'esprit.
- Chez les Chinois, il est une des énergies suprêmes divisée en neuf souffles.
- Il est aussi « Pneuma » chez les Grecs, « Rhu » pour les islamistes.
- Il est présent dans la Bible, mais aussi dans les mythes, contes et légendes du monde entier.
- Enfin, les bouddhistes accordent à la respiration le pouvoir de conduire vers l'illumination par la méditation.

Comment respire-t-on ?

Pour comprendre la respiration, suivons le chemin de l'air à l'intérieur de notre corps.

- L'air pénètre dans les fosses nasales où il est filtré, réchauffé, humidifié puis traverse le pharynx où se croisent les voies digestive et respiratoire.
- Il passe ensuite dans le larynx dont l'orifice s'appelle la glotte ; ses muscles font vibrer les cordes vocales.
- Puis l'air s'achemine dans la trachée, pour pénétrer à son extrémité dans les bronches qui conduisent aux poumons.
- Le poumon de gauche comporte deux lobes, celui de droite trois. À l'intérieur des poumons, l'air voyage dans les bronchioles qui aboutissent à de petites cavités appelées lobules pulmonaires.

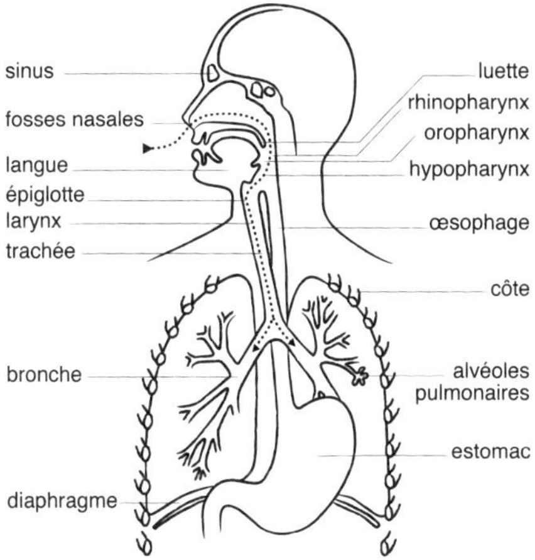

LE SAVIEZ-VOUS ?

Pour opérer les échanges gazeux, les poumons sont tapissés de trois cent millions de petites niches aux parois souples et élastiques (pour les deux poumons).

↘ Aspect mécanique de la respiration

Sous l'influence des muscles élévateurs des côtes et de la contraction du diaphragme qui refoule vers le bas les viscères abdominaux, la cage thoracique s'agrandit pour aspirer l'air.

Les poumons sont reliés au thorax par la plèvre, ce qui leur permet de suivre le mouvement de la cage thoracique. À l'expiration, les muscles se relâchent et le thorax revient à sa position initiale.

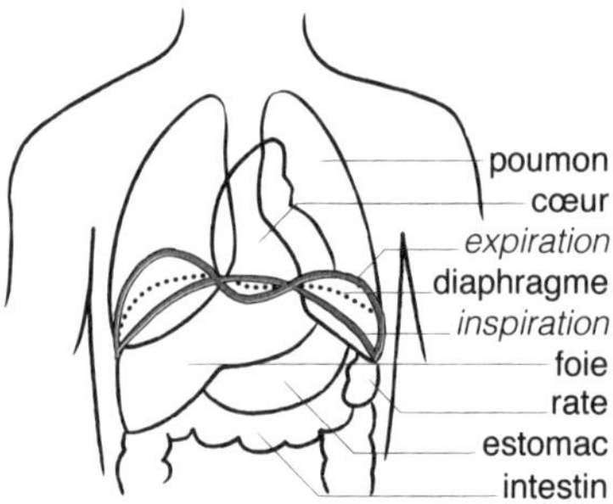

Lors d'une respiration forcée, les muscles longs entrent en jeu. L'expiration devient également active avec les muscles abaisseurs des côtes et les abdominaux, ce qui permet à 1,5 litre d'air complémentaire d'être inspiré et à 1,5 litre d'air de réserve d'être expiré.

À chaque mouvement, environ un demi-litre d'air entre et sort du corps. L'inspiration est active, l'expiration passive.

Ce système de pompe, indépendant de la volonté, exécute en moyenne 18 mouvements par minute, soit près de 26 000 fois par jour.

MESURONS L'AIR DE NOS POUMONS

La capacité vitale

- 0,5 litre représente l'air courant, + 1,5 litre d'air complémentaire, + 1,5 litre d'air de réserve,
- 3,5 litres composent donc la capacité vitale.

L'air résiduel

L'air restant dans les poumons, 1,5 litre après une expiration forcée, est l'air résiduel.

La capacité pulmonaire totale

La capacité pulmonaire totale représente l'air qu'une personne peut contenir dans ses poumons en volume maximal ; elle est de 6 litres en moyenne.

Pourquoi respire-t-on ?

Les échanges gazeux

Grâce aux poumons, l'oxygène pénètre dans le sang où il est transporté sur l'hémoglobine des globules rouges. Au sein des poumons, les échanges gazeux s'opèrent par diffusion au niveau des parois des alvéoles offrant une grande surface de contact. La circulation sanguine rejette au niveau des poumons le gaz carbonique. Le sang veineux est acheminé par les artérioles et les capillaires pulmonaires. Ces échanges aboutissent à une modification du sang veineux en sang dit artériel rechargé d'oxygène.

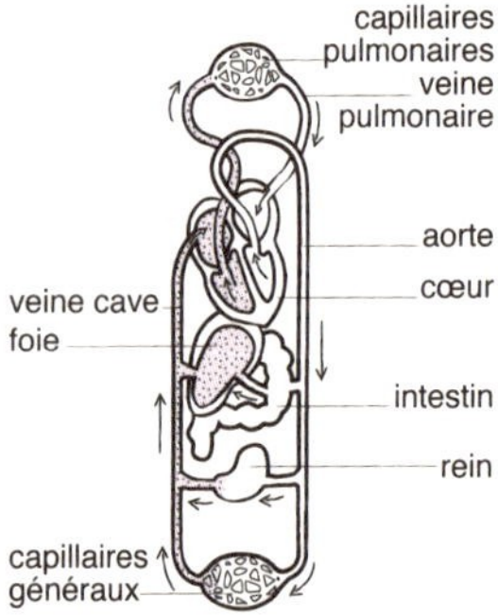

Le rôle du cœur

Le cœur est un muscle. Il est le moteur de la circulation sanguine. Son rythme varie selon l'âge, le moment de la journée, l'exercice physique. Au repos, à l'âge adulte, il est généralement de 75 pulsations par minute.

Le cœur est divisé en quatre parties : l'oreillette droite et gauche, le ventricule droit et gauche. L'oreillette droite reçoit le sang périphérique qui passe dans le ventricule droit pour être propulsé dans l'artère pulmonaire. L'oreillette gauche reçoit celui des poumons par les veines pulmonaires, le ventricule gauche propulse le sang dans l'aorte.

La respiration est nécessaire à l'oxygénation du sang. Une bonne respiration améliore le retour veineux et augmente le débit cardiaque pour une même quantité de pulsations, ce qui permet un temps de récupération physique plus court.

L'absorption d'oxygène

On peut comparer la respiration à un phénomène de combustion lente, une série de réactions chimiques complexes aboutissant à une oxygénation, au niveau cellulaire, des tissus. Les cellules absorbent l'oxygène, rejettent le gaz carbonique et de l'eau, libérant une certaine quantité d'énergie.

Les mouvements respiratoires

La ventilation pulmonaire est réalisée grâce à la mécanique ventilatoire. À l'inspiration, une quantité d'air passe dans les poumons ; à l'expiration, une quantité d'air en ressort. Les volumes d'air à l'inspiration et à l'expiration varient en fonction :

- de l'âge,
- des efforts,
- de l'activité physique,
- des moments de la journée,
- des stades du sommeil, ceci afin de répondre au mieux aux besoins de l'organisme.

On constate que le rythme respiratoire décroît progressivement de la naissance à l'adolescence pour se stabiliser ensuite à l'âge adulte.

↘ Nombre de respirations par minute d'un sujet au repos

- À la naissance : 40 à 50 respirations.
- De 5 à 7 ans : 25 respirations.
- De 12 à 14 ans : 20 respirations.
- Adulte : 16 à 18 respirations.

Plus le sujet respire superficiellement, plus il lui faut de temps respiratoires pour absorber la même quantité d'oxygène.

LE SAVIEZ-VOUS ?

Chaque poumon contient 500 ml de sang réparti sur 75 m^2. Les parois alvéolaires représentent une surface de contact avec l'air de 100 m^2.

Respiration et vie quotidienne

L'influence du stress

Les conditions extrêmes comme le stress et les émotions excessives influencent la qualité de notre respiration. Sous leurs effets, celle-ci diminue sa profondeur et son amplitude pour se limiter à l'essentiel.

Bon nombre de personnes ne respirent qu'une petite quantité d'air, bloquée principalement dans la partie supérieure des poumons. Le segment thoracique et le diaphragme, prisonniers de tensions inconscientes, sont peu mobiles. Petit à petit, certains troubles physiques et psychologiques peuvent ainsi se développer.

Quelques effets secondaires liés à une mauvaise respiration

- fatigue,
- manque d'attention et de concentration,
- maux de tête,
- troubles du sommeil, asthme,
- manque de résistance à l'effort,
- perte de dynamisme,
- trouble cyclothymique (changement de l'humeur...).

Le tableau ci-dessous montre les modifications de l'air au cours des mouvements respiratoires. Plus ceux-ci sont profonds, plus l'oxygène est absorbé lors des échanges gazeux et les déchets rejetés.

	Pour 100 litres d'air inspiré	Pour 100 litres d'air expiré
Oxygène	21 litres	16,5 litres
Gaz carbonique	0,03 litre	4,5 litres
Azote	79 litres	79 litres
Vapeur d'eau	1 g	4 g

LE SAVIEZ-VOUS ?

Nos poumons contiennent plus de 3 000 cm^3, parfois 4 000 ou 5 000 cm^3, avec un volume résiduel d'environ 800 cm^3. Sous l'influence du stress et de la respiration superficielle qu'il provoque, nous n'inspirons et n'expirons plus que 300 à 500 cm^3 avec un volume résiduel non modifié.

L'air dans nos villes

Du fait du développement industriel et de l'augmentation incessante du trafic automobile, les grandes villes mondiales doivent de plus en plus faire face aux problèmes complexes de la pollution atmosphérique.

Déjà des capitales comme Bangkok, Athènes, Mexico, Paris, Rome suffoquent, mais d'autres agglomérations en France comme Lyon, Marseille, Grenoble par exemple ont également d'importants taux de pollution.

Les types de pollution

Elles sont de deux ordres.

- **La pollution dite primaire** est émise directement dans l'atmosphère par la combustion des moteurs et des industries pour les oxydes d'azote, par les combustions du fuel et du charbon pour le soufre et par les poussières et métaux de diverses activités pour les hydrocarbures.
- **La pollution secondaire** est un processus photochimique, notamment avec la formation d'ozone, résultant de la réaction avec le rayonnement solaire du dioxyde d'azote, du monoxyde de carbone et des composés organiques volatils issus des activités humaines.

Les principaux polluants

- **L'ozone :** il provient de la transformation chimique de certains polluants avec les rayons solaires ultraviolets. C'est l'un des principaux polluants photo-oxydants dont la concentration atmosphérique ne cesse d'augmenter au fil des années.
- **Les oxydes d'azote :** ils sont également à la hausse dans les agglomérations du fait de l'augmentation du parc automobile. Ils proviennent de la combustion des carburants des véhicules mais également des centrales énergétiques. Ces agents chimiques interviennent dans le processus de formation d'ozone et des pluies acides.
- **Le dioxyde de soufre :** il émane de la combustion du fuel, charbon, gasoil contenant du soufre. Bien qu'ayant diminué dans l'air depuis 50 ans, cette forme de pollution est toujours présente et engendre avec l'humidité de l'air des composés chimiques qui contribuent aux pluies acides et dégradent les pierres des constructions des monuments.

- **Les particules en suspension :** elles sont un mélange complexe de particules fines provenant des vapeurs industrielles, diesels et de particules plus « grosses » issues des rejets industriels et des poussières de la chaussée.
- **Le monoxyde de carbone :** il est issu de la combustion incomplète des carburants des véhicules, notamment quand les moteurs sont au ralenti, dans les parkings, tunnels...
- **Les composés organiques volatils :** leurs sources sont multiples : procédés industriels, remplissage des réservoirs automobiles, solvants, composants organiques, peintures...
- **Le plomb :** il provient de certains procédés industriels mais également de la combustion de l'essence. Sa quantité dans l'air a diminué depuis l'apparition de l'essence sans plomb.

Les mesures de la qualité de l'air

L'indice de la qualité de l'air « ATMO » est calculé à partir des concentrations de 4 polluants (NO2, O3, SO2, PS) sur l'ensemble des sites de mesure des agglomérations. L'indice est composé de 10 classes de qualité de l'air. Plus l'indice est élevé, plus la qualité de l'air se dégrade.

- **Les indices : 1** excellent, **2** très bon, **3** bon, **4** assez bon, **5** moyen, **6** médiocre, **7** très médiocre, **8** mauvais, **9** très mauvais, **10** exécrable. Il est prévu par les pouvoirs publics 3 niveaux d'action en fonction des indices.
- **Les niveaux d'alerte : 1 :** mise en veille des services techniques et des autorités ; **2 :** information des autorités et du public ; **3 :** alerte. Le préfet de police peut alors prendre un ensemble de recommandations et imposer des mesures comme la circulation alternée pratiquée notamment dans de nombreuses capitales.

Seuils, en micro-grammes par m³			
	NO_2	SO_2	O_3
Niveau 1	200	200	130
Niveau 2	300	350	180
Niveau 3	400	600	360

D'autre part, la Communauté européenne a établi des critères en matière de qualité de l'air qui sont applicables dans tous les États membres.

Les niveaux de pollution

Ils fluctuent avec la saison et de façon différente pour chaque polluant. L'ozone est par exemple plus élevé en été puisqu'il se forme sous l'effet du rayonnement solaire ; par contre le dioxyde de soufre, produit des activités de combustion et de chauffage, est plus élevé en hiver. Périodiquement, on observe des conditions météorologiques qui favorisent l'augmentation de la pollution, les jours de beau temps, en absence de vent, de précipitation... Dans de telles conditions, les taux de pollution peuvent être 5 à 10 fois supérieurs à la moyenne. On peut assister alors à un phénomène « d'inversion de température » ; l'air chaud pollué ne pouvant traverser la couche d'air forme un couvercle empêchant la dispersion de la pollution.

QUI SONT LES SUJETS LES PLUS SENSIBLES À LA POLLUTION ?

- **Les enfants d'une manière générale sont plus sensibles que les adultes aux différentes formes de pollutions atmosphériques. Leur appareil respiratiore, encore immature, subit fortement les agressions externes.**
- **Les sujets allergiques, asthmatiques, insuffisants respiratoires chroniques qui ont déjà des muqueuses sensibles.**
- **Les personnes âgées qui ont des défenses immunitaires diminuées.**

Les effets de la pollution atmosphérique sur la santé

Ils varient en fonction du temps passé dans la zone polluée, de la diversité des polluants, qui peuvent également réagir entre eux, des différentes sensibilités des sujets à ces divers polluants, de l'âge et de l'état de santé des personnes exposées.

L'ensemble de ces facteurs explique la variabilité des réponses individuelles. Les travaux scientifiques les plus récents mettent en évidence une recrudescence des problèmes respiratoires comme l'irritation des bronches ou l'asthme en relation avec la pollution atmosphérique. N'oublions pas que nous respirons chaque jour près de 15 000 litres d'air.

- **L'ozone :** c'est un gaz agressif pour les muqueuses respiratoires ou oculaires pouvant entraîner des sensations de picotements des yeux, toux, gêne respiratoire, coryza. Chez le sportif, il peut diminuer la performance et l'endurance physique.

- **Le dioxyde de soufre :** gaz irritant qui peut déclencher un spasme bronchique chez les asthmatiques, des symptômes de gêne respiratoire ou encore altérer les fonctions respiratoires, notamment chez l'enfant.
- **Les particules en suspension :** les grosses particules sont retenues par les voies aériennes supérieures tandis que les plus fines pénètrent dans les voies respiratoires inférieures. Elles contribuent à l'irritation bronchique notamment chez les sujets fragiles et les enfants. Certaines particules sont nocives pour le fœtus et cancérigènes, comme les hydrocarbures aromatiques polycycliques.
- **Le dioxyde d'azote :** il pénètre jusque dans les plus fines ramifications bronchiques. Même à un taux très faible, il peut engendrer une irritation des bronches, de l'asthme et augmenter la sensibilité des bronches aux infections microbiennes.
- **Les composés organiques volatils :** leurs effets sont divers selon les polluants et leur dangerosité : gêne olfactive, irritation des bronches, effet cancérigène (benzène) et nocif pour le fœtus.
- **Le monoxyde de carbone :** il se fixe à la place de l'oxygène sur l'hémoglobine du sang. Il peut provoquer des maux de tête, vertiges et diminution de la vigilance. À un taux très élevé, il peut être mortel.
- **Le plomb :** c'est un toxique du système nerveux du sang et des reins. À forte dose, il provoque chez les enfants des troubles du développement cérébral. Ces concentrations dans l'air sont maintenant en-deçà du seuil de protection de la santé.

UN PEU DE CIVISME

Les initiatives individuelles ne suffisent pas à résoudre le problème complexe de la pollution atmosphérique, mais vous pouvez toutefois contribuer à l'effort collectif en coupant le moteur de votre véhicule lors des arrêts prolongés. Vérifiez les réglages de votre automobile, de votre chaudière, privilégiez les transports en commun et le covoiturage.

Quelles sont les conduites à tenir face à la pollution de l'air ?

En cas de pollution d'ozone

- Au-delà de 180 microg/m³, pour les personnes sensibles, il est préférable d'éviter tout exercice de plein air nécessitant un effort physique intense comme une activité physique d'endurance.
- Au-delà de 360 microg/m³, pour l'ensemble de la population, cessation de toute activité sportive. Pour les sujets sensibles, évitez de sortir aux heures chaudes de la journée et éventuellement adaptez votre traitement médical à visée respiratoire en cours.

Les recommandations n'interdisent pas, en-dessous de 360 microg/m³, de sortir en plein air, ni les efforts physiques légers, promenades, jeux en extérieur, vélo... À partir de 360 microg/m³, les personnes les plus sensibles devront limiter leur séjour en plein air surtout dans les zones à haut risque, sans pour autant rester confinées chez elles. Il faut savoir que, dans les habitations, on observe fréquemment des pics deux fois plus élevés qu'à l'extérieur. Il est conseillé d'aérer les habitations le matin et la nuit en dehors des heures de forte chaleur.

Au-dessous de 360 microg/m³, les enfants peuvent jouer dehors et pratiquer des activités physiques légères. Si des troubles respiratoires apparaissent, une visite chez le médecin s'impose ; lui seul sera habilité à prendre la décision la plus appropriée.

En cas de pollution par les oxydes d'azote

Même consigne que les précédentes pour les sujets sensibles (asthmatiques, bronchiteux) au-delà de 200 microg/m³.

En pratique, que faire en cas d'alerte ?

- Limitez vos activités physiques de plein air.
- Ne fumez pas, évitez les lieux enfumés. Il est bon de rappeler que le tabac reste le pire ennemi des bronches et joue un rôle majeur dans la survenue des maladies respiratoires.
- N'utilisez pas de solvants ni de produits volatils irritants.

- Consultez votre médecin en cas de gêne respiratoire.
- Évitez de promener vos enfants en poussette car ils se trouvent à hauteur des gaz d'échappement des véhicules.
- Cyclistes, portez un masque de protection si possible équipé d'un filtre à charbon actif.

↘ Les activités sportives

La réponse de l'organisme à l'ozone dépend du volume d'air inhalé en fonction du sport pratiqué.

- **Au repos :** 6 l/ min.
- **Marche :** 15 l/ min.
- **Cyclisme promenade :** 15 l/ min.
- **Marche rapide :** 30 à 40 l/ min.
- **Vélo intensif :** 30 à 100 l/ min.
- **Jogging :** 60 à 100 l/min.

Les personnes sensibles devront s'abstenir d'une activité sportive en ville quand le taux d'ensoleillement est maximal, en été et au printemps notamment. De même, lors de pics de pollution, les enseignants et moniteurs d'éducation physique devront planifier leurs disciplines et jeux de plein air de préférence le matin.

LES MÉDICAMENTS ET TRAITEMENTS

Les personnes sensibles, asthmatiques et bronchiteux chroniques, adapteront leurs médicaments et la posologie, si nécessaire en fonction des pics de pollution et de la gêne observée.

Les pistes pour l'avenir

Même si certains progrès ont été enregistrés avec la suppression du plomb et la diminution du dioxyde de soufre depuis ces trente dernières années, le problème reste majeur pour les temps à venir. Plusieurs solutions sont à l'étude.

↘ Mesures prises en cas d'alerte à la pollution sur ordre du préfet de police concerné

- circulation automobile alternée dans l'agglomération,
- transports en commun gratuits.

↘ Mesures en cours ou à l'étude

- développement des transports en commun,
- pastille verte pour les véhicules les moins polluants,
- développement de carburants moins polluants,
- développement de la voiture électrique,
- contrôle des industries et mise en œuvre de techniques moins polluantes,
- taxation ou suppression du diesel.

Ces pistes sont actuellement à l'étude par les pouvoirs publics, qui doivent rechercher les solutions les plus adaptées face au poids de différents lobbies et à la gêne occasionnée aux citadins par des mesures trop contraignantes.

Pourquoi il est important de bien respirer

Les avantages d'une bonne respiration

- Améliorer la circulation et l'oxygénation du sang.
- Favoriser l'oxygénation des tissus.
- Diminuer le temps de récupération.
- Diminuer les temps de fatigue et de stress.
- Favoriser l'adaptation de l'organisme à l'effort.
- Diminuer les pulsations du cœur.
- Faciliter la mémoire.
- Améliorer la confiance en soi et le contrôle des émotions.
- Favoriser l'endormissement et un meilleur sommeil.
- Relaxer et calmer le mental.
- Aider à la concentration et à l'attention.

LE SAVIEZ-VOUS ?

- Pour une nuit, il faut compter par personne environ 3 000 litres d'air, soit 3 m^3.
- Notre corps élimine 70 % de ses déchets par la respiration, suivie de la transpiration, des fonctions urinaires et intestinales. Sans l'aide de la respiration, nous serions à la fois étouffés et empoisonnés.

Faut-il rééduquer sa respiration ?

Enfant, on vous a appris à boire, à manger en quantité suffisante et d'une certaine manière qui peut varier en outre selon les cultures et les coutumes. Mais vous a-t-on appris à respirer ?

Avec l'âge, les événements, les émotions, votre respiration a pu se dérégler progressivement sans que vous y preniez garde. Peut-être avez-vous pris l'habitude de respirer superficiellement, sans profondeur, en limitant les apports en oxygène au minimum vital. Le moment est venu d'en prendre conscience et peut-être de rééduquer la respiration avec des exercices simples et appropriés.

Les conditions d'une bonne respiration

Respirer est un acte automatique inconscient qui peut être grandement facilité par l'observation d'un certain nombre de règles d'hygiène de vie simples mais essentielles.

Le lieu de vie et de travail

Les privilégiés vivant et respirant quotidiennement dans un environnement naturel avec un air sain non pollué sont malheureusement de plus en plus rares dans nos sociétés modernes. Si c'est votre cas, profitez de cet air pur pour vous oxygéner et faire vos exercices à l'extérieur le plus souvent possible.

Si vous habitez la ville, ventilez fréquemment l'air ambiant qui doit être régulièrement renouvelé et si possible filtré. Sur votre lieu de travail, n'hésitez pas à faire une pause respiratoire, fenêtres grandes ouvertes.

La tenue vestimentaire

Respirer amplement dans des vêtements étriqués avec ceinture et cravate n'est guère facile. Dans la mesure du possible, portez des tenues souples, amples, légères qui favorisent les mouvements du corps ainsi que la mobilité du thorax et du diaphragme.

L'alimentation

Évitez les repas lourds et trop copieux qui pèsent sur l'estomac et gênent la mobilité du diaphragme. Pour bien respirer, mangez léger. Pratiquez vos exercices respiratoires 1 à 2 heures après la prise d'un repas.

Une posture correcte

Un dos voûté, des épaules enroulées, une sangle abdominale relâchée sont des attitudes corporelles très courantes qui, à la longue, finissent par créer des pathologies ostéo-articulaires et vertébrales et diminuent le volume d'air pulmonaire. À cause de cette fermeture corporelle, la respiration est plus difficile, moins ample, moins profonde.

Pour bien respirer

Ouvrez votre cage thoracique. Dégagez et relâchez les épaules, redressez le dos, rentrez le ventre, relevez la tête comme si vous étiez un pantin suspendu par un fil du sommet de la tête.

Appréciez ces nouvelles sensations et mémorisez-les le plus souvent possible afin de les intégrer progressivement dans la perception de votre schéma corporel.

Programme 1

Prendre conscience de la respiration

Il faut commencer par le commencement, c'est-à-dire apprendre à observer sa respiration. L'objectif est ici, par cette première série d'exercices, de prendre conscience de la respiration naturelle. Cette première étape est très importante et constitue la base de départ de tous les exercices ultérieurs.

Observer sa respiration

Observer sa respiration est à la fois très simple et très complexe. La plupart du temps, nous respirons sans nous en rendre compte et nous ne sommes pas habitués à nous regarder respirer. Pourtant, c'est à partir de ces observations de départ que vous pourrez par la suite utiliser la respiration comme outil principal de tous vos exercices.

Étape 1: faites une pause

Exercice

Vous êtes en train de travailler, de marcher, vous vaquez à vos tâches quotidiennes, accordez-vous une minute de repos. Stoppez quelques instants toute activité et portez votre attention sur votre respiration. Posez-vous les questions suivantes :

- Sur la longueur de votre respiration : est-elle superficielle, longue, profonde, quelle est son amplitude ?
- Sur le rythme de votre respiration : est-il rapide, régulier, lent, irrégulier ?
- Où se trouve le siège du début et de la fin de votre respiration ? Inspirez-vous par le nez ou par la bouche ? Jusqu'où inspirez-vous ? Votre respiration descend-elle jusque dans le ventre ou s'arrête-t-elle au milieu du thorax ?
- Existe-t-il quelques instants de pause entre l'inspiration et l'expiration ? Entre l'expiration et l'inspiration ?

Observez ces facteurs tel un expérimentateur extérieur et notez mentalement tout ce qui peut s'y rapporter. Vous apprendrez ainsi à prendre conscience petit à petit de votre respiration quelles que soient les circonstances environnantes. Par la suite, vous serez ainsi à même d'agir plus efficacement sur celle-ci pour modifier votre état physiologique ou psychologique. En vous concentrant quelques instants sur la respiration, votre mental se met en roue libre, se libérant des pensées du moment. Relaxé, vous serez ensuite plus performant lors de la reprise de votre activité.

Nous respirons tous depuis le premier jour de notre naissance, pourtant bien peu sont familiers des différents éléments qui agissent sur la respiration. Prenez l'habitude d'y porter attention plusieurs fois dans la journée.

Étape 2 : choisir une position du corps et un moment d'observation

Poursuivons l'observation de la respiration naturelle, cette fois en adoptant une posture corporelle plus adaptée.

Trois positions sont usuelles : debout, assis et allongé. Sur une semaine, prenez 10 à 15 minutes par jour dans l'une de ces trois positions pour observer votre respiration.

↘ En position debout

Les pieds sont légèrement écartés de la largeur des épaules, basculez légèrement les genoux vers l'avant jusqu'à la hauteur des orteils, les épaules sont relâchées, le dos est bien droit. Décambrez la région lombaire en portant le bassin vers l'avant. Il est important de se sentir bien stable, le poids du corps bien réparti sur les deux pieds.

↘ En position assise

Asseyez-vous sur une chaise, le dos bien droit, menton légèrement rentré, les deux mains reposant naturellement sur les genoux, les deux pieds bien à plat sur le sol.

↘ En position allongée

Allongez-vous à plat dos, paumes de mains tournées vers le ciel. Détendez les mâchoires, faites bien reposer l'ensemble de votre colonne vertébrale sur le sol, relâchez les épaules.

CONSEILS

- Accordez-vous 10 à 15 minutes sans être dérangé pour faire l'exercice d'observation de votre respiration.
- Débranchez le téléphone, pratiquez dans un endroit calme et sans bruit.
- Aérez la pièce pendant l'exercice ou exercez-vous en pleine nature.
- Portez des vêtements amples et souples ; dégrafez soutien-gorge, desserrez ceinture et col.
- Appréciez ce moment de repos, laissez les pensées passer sans les retenir, retournez sans cesse à l'objet de votre concentration qui est la respiration.
- Restez un observateur attentif sans modifier pour l'instant ni le rythme, ni la longueur de votre respiration.

Savoir prendre l'air : l'importance du nez dans la respiration

Bien respirer commence par respirer par le nez (et non par la bouche). Cet organe méconnu est pourtant l'un des instruments principaux de la fonction respiratoire.

- Il filtre l'air grâce à ses poils et à son système de couloir.
- Il humidifie et réchauffe l'air ambiant, protégeant les muqueuses des agressions externes.
- Il assure l'odorat qui nous informe sur le milieu ambiant, au même titre que le sens de la vue, de l'ouïe et du toucher, même si son importance a diminué chez l'homme au cours de l'évolution.

Les odeurs peuvent entraîner des réactions physiologiques comme la fuite, la salivation, l'excitation sexuelle, etc. mais également des manifestations particulières utilisées notamment en aromathérapie pour traiter certaines maladies.

Pour déboucher les narines

Pour faire les exercices respiratoires, il vaux mieux avoir les narines bien débouchées pour laisser passer l'air librement. Voici quelques trucs qui vont vous permettre de déboucher une narine en cas d'obstruction.

↘ Exercice 1

Allongez-vous sur le côté opposé à la narine bouchée : si vous avez la narine droite bouchée, couchez-vous sur le flanc gauche. Relaxez-vous en portant votre attention sur la décongestion qui, en général, survient après deux ou trois minutes dans cette position.

↘ Exercice 2

Les Chinois utilisent la pression du pouce sur certains points d'acupuncture pour libérer l'obstruction nasale.

- Sur la base du crâne, juste à côté des cervicales : appuyez avec le pouce pendant une minute du côté de la narine bouchée.
- Faites de même sur la base de l'aile du nez du même côté.
- Également sur le haut de l'aile du nez, sur la partie intérieure de l'orbite du même côté.

➔ Sensibilisation de la respiration par le nez

Pour bien respirer, il faut d'abord apprendre à bien respirer par le nez. Pratiqués régulièrement, ces différents exercices vont vous aider à sensibiliser votre nez.

↘ Exercice 1

Choisissez une position confortable, inspirez et expirez en portant votre attention sur la narine gauche. Observez la respiration à ce niveau. Faites de même avec la narine droite, puis avec les deux narines. Essayez de ressentir comme un frémissement, une palpitation au niveau de chaque narine puis des deux simultanément.

↘ Exercice 2

Respirez l'air comme si vous vouliez sentir le parfum d'une fleur, humez doucement l'air inspiré et essayez de percevoir le plus possible d'odeurs environnantes. Ne portez pas de jugement, observez simplement les sensations olfactives qui viennent à vous.

↘ Exercice 3

En inspirant, essayez d'élargir au maximum l'orifice de vos narines en les dilatant le plus possible. Relâchez en expirant doucement.

Exercices préparatoires et de mise en condition

Cette série d'exercices a pour but la mise en condition des muscles et articulations qui interviennent dans la mécanique respiratoire. Les trois étages supérieur, moyen et inférieur vont être échauffés et mis en mouvement. Ces exercices sont à faire de préférence le matin au réveil et avant de commencer votre gymnastique respiratoire.

La tête et le cou

Exercice 1 : rotation de la tête

- Position : placez-vous debout, les deux pieds écartés de la largeur des épaules, jambes légèrement fléchies, dos droit, bras pendant le long du corps.
- Relaxez-vous quelques secondes dans cette position.
- Faites cinq rotations de la tête dans le sens des aiguilles d'une montre, puis cinq rotations de la tête dans l'autre sens.

Exercice 2 : inclinaison de la tête sur le côté

Inclinez la tête alternativement à gauche, puis à droite, comme si vous désiriez poser votre oreille sur l'épaule correspondante. Étirez bien le cou, mais veillez à garder les épaules au même niveau. Pratiquez cinq fois alternativement de chaque côté.

Exercice 3 : inclinaison avant-arrière

Penchez la tête en avant, en cherchant à coller le menton contre le sternum, puis lentement basculez la tête complètement en arrière en étirant bien la partie antérieure du cou. Pratiquez cinq fois en avant et en arrière.

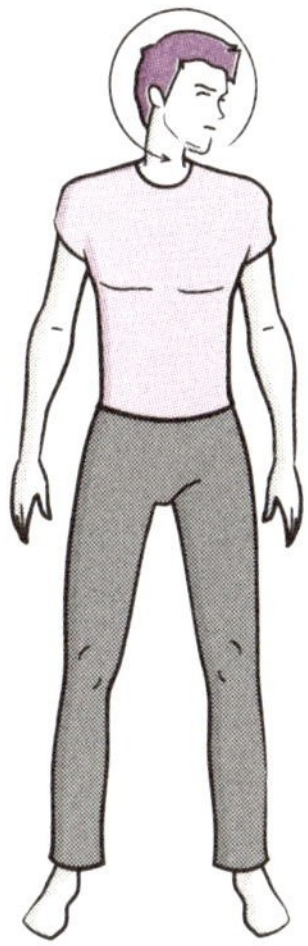

Exercice 1

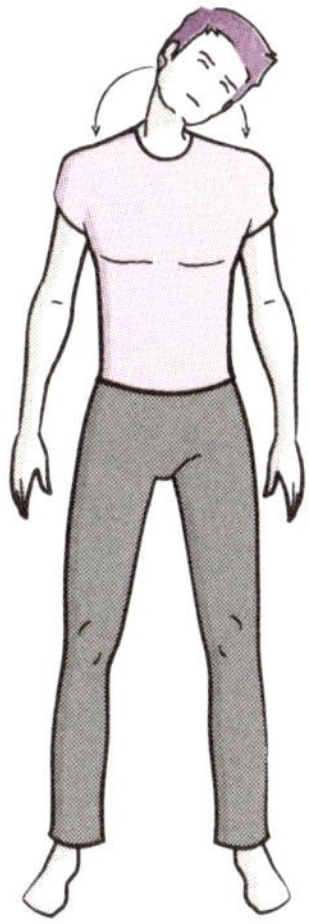

Exercice 2

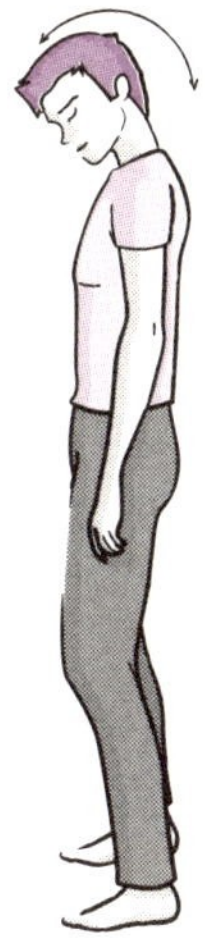

Exercice 3

CONSEILS

- Pendant la durée des exercices, laissez aller et venir la respiration sans chercher à intervenir consciemment pour la modifier ; elle doit toujours se faire naturellement.
- Comme pour tout exercice physique, allez à votre rythme, sans forcer, ni dépasser vos limites de souplesse.
- Pratiquez lentement en vous concentrant sur la partie du corps mise en mouvement.

Relâcher les épaules

Trop souvent une mauvaise position des épaules et de la partie supérieure de la cage thoracique entrave la respiration naturelle. Une fermeture des épaules vers l'avant ne permet pas une bonne expansion de la cage thoracique, entraînant du même coup une diminution de la capacité respiratoire. Cette série d'exercices va vous permettre de relâcher et d'assouplir les articulations des épaules. Gardez la même position debout, jambes légèrement fléchies.

Exercice 1 : haussez les deux épaules

Faites comme si vous vouliez les amener à la hauteur des oreilles. Le maximum d'amplitude obtenu, gardez la position pendant quelques secondes, puis relâchez d'un seul coup. Recommencez cinq fois de suite.

Exercice 2 : rotation des épaules

Effectuez une rotation simultanée des deux épaules en décrivant de petits cercles. Pratiquez cinq fois dans un sens, puis cinq fois dans l'autre sens.

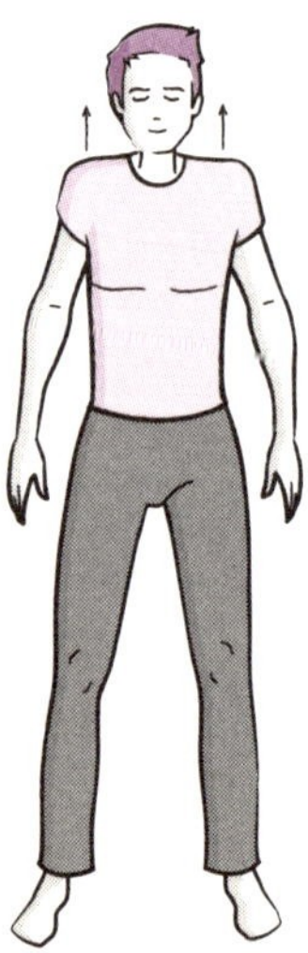

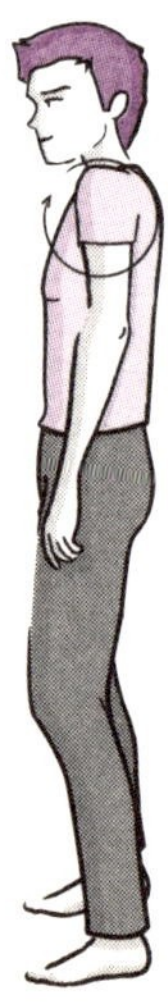

↘ Exercice 3 : balancement des bras

Balancez vos deux bras de chaque côté, imaginez qu'ils sont comme deux cordes suspendues, très souples et sans résistance. En fin de mouvement, chacune des deux mains vient toucher la hanche opposée. L'exécution doit être souple, fluide, sans tension inutile. Pratiquez cinq fois de chaque côté.

↘ Exercice 4 : ouverture des épaules

Croisez vos mains dans le dos, en gardant les bras tendus, décollez-les le plus loin possible des fessiers. Gardez la position pendant quelques instants puis relâchez doucement en revenant petit à petit au point de départ. Pratiquez cinq fois, puis secouez énergiquement les bras, mains le long du corps.

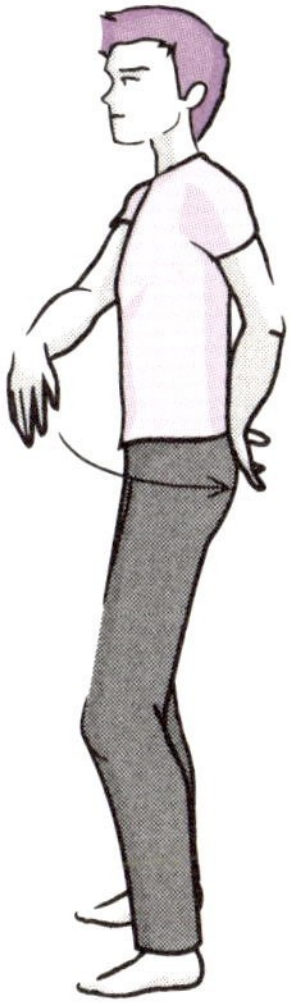

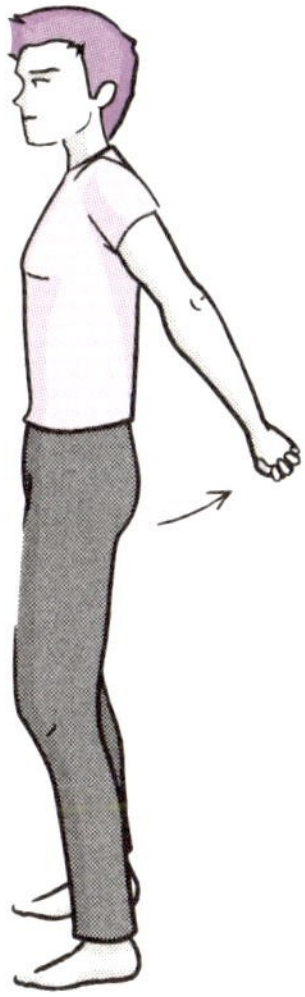

Étirer les flancs

Exercice 1 : étirement de côté

Position debout, jambes écartées de la largeur des épaules et légèrement fléchies, dos bien droit.

- Amenez le bras droit tendu contre votre joue droite, paume ouverte, doigts en extension.
- Pratiquez cinq étirements successifs de tout le flanc droit en imaginant que vous essayez de toucher le ciel avec vos doigts.
- Pratiquez doucement en revenant à chaque fois au point de départ lentement.
- Essayez à chaque nouvel étirement d'aller un peu plus loin que la fois précédente.
- Gardez la position quelques instants et relâchez.
- Faites le mouvement de façon identique de l'autre côté.

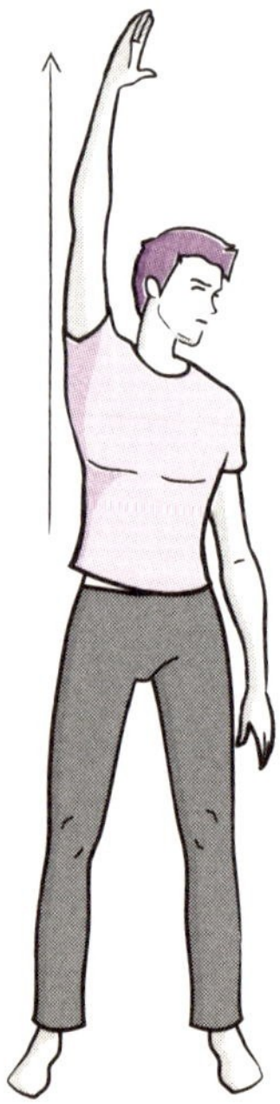

↘ Exercice 2 : étirement en torsion

- Amenez le bras gauche dans le dos, mains à la hauteur des fesses.
- Étendez le bras droit comme si vous vouliez toucher le ciel avec la paume de la main ouverte. La tête est tournée suivant le mouvement du corps, menton à hauteur des épaules, le regard est porté loin derrière à l'horizon.
- L'étirement du flanc s'effectue ici en spirale avec une légère torsion de l'ensemble du corps.
- Durant tout l'exercice, les pieds au sol ne changent pas de position.
- Revenez lentement à la position initiale et pratiquez de la même manière de l'autre côté.
- Faites l'exercice cinq fois, alternativement de chaque côté.

Mobiliser le bassin

Pour les Orientaux, le bassin est le siège du « hara », centre énergétique vital. La respiration à ce niveau harmonise et distribue les énergies dans tout le corps.

Exercice 1 : le cercle

- Debout, jambes écartées de la largeur des épaules, placez vos deux mains sur chacune de vos hanches.
- Décrivez maintenant, avec votre bassin uniquement et sans mobiliser les épaules, cinq cercles dans le sens des aiguilles d'une montre, puis cinq cercles dans l'autre sens.

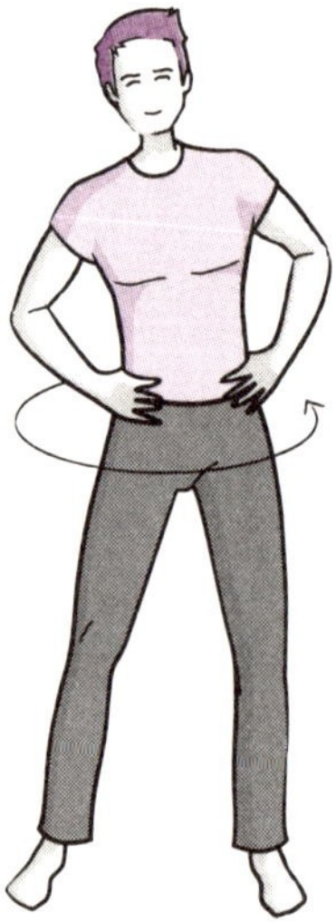

Exercice 2 : bascule avant-arrière

- À partir de la même position de départ, basculez le plus loin possible le bassin vers l'arrière, jambes légèrement fléchies, sans bouger les épaules et en gardant les hanches à la même hauteur.
- Gardez la position quelques instants, puis basculez le bassin dans l'autre sens en portant le pubis au maximum vers l'avant.
- Pratiquez ce mouvement cinq fois alternativement vers l'arrière et vers l'avant.

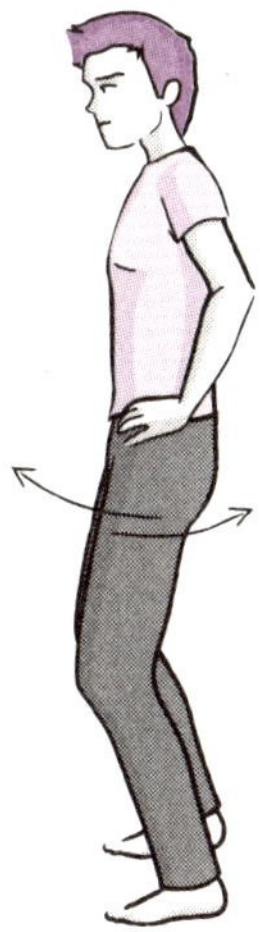

↘ Exercice 3 : le petit pont

- Allongez-vous sur le dos, jambes repliées, les pieds au sol.
- Tout en gardant les vertèbres en contact avec le sol, appuyez sur vos talons afin de décoller légèrement les fesses, provoquant ainsi une bascule du bassin.
- Gardez la position quelques instants, puis revenez au point de départ.
- Pratiquez l'exercice cinq fois. La cinquième fois, décollez les fesses un peu plus pour former ainsi un petit pont, conservez la position 15 secondes supplémentaires.
- Revenez lentement à la position initiale en reposant le dos vertèbre après vertèbre.

L'importance d'une bonne sangle abdominale

Il est commun de penser que pour bien respirer, il faut relâcher complètement le ventre qui doit alors se gonfler tel un ballon sous l'effet de la respiration abdominale. En réalité, le diaphragme fonctionne comme un piston dans un cylindre avec une amplitude moyenne de 8 cm, ce qui a pour effet de faciliter la circulation sanguine et lymphatique dans l'abdomen.

Si la sangle cède sous la pression, le ventre se ballonne, les organes sont déplacés mais le rôle de pompe n'est pas effectué. À l'inverse, avec une bonne sangle abdominale, le sang veineux ne stagne plus dans les viscères mais repart vers le cœur, puis vers le poumon où il est rechargé en oxygène et élimine le gaz carbonique.

Pour renforcer la sangle abdominale

Exercice 1

- Asseyez-vous jambes fléchies, pieds au sol. Durant l'exercice, gardez le dos bien droit, la nuque dans l'axe du corps.
- Placez vos mains sous vos genoux, puis descendez le tronc en direction du sol, le plus bas possible. Gardez cette position statique aussi longtemps que vous pouvez puis revenez à la position initiale.
- Pratiquez quatre fois de suite de façon identique.

Exercice 2

- Allongez-vous sur le sol, croisez vos mains derrière la nuque. Gardez les jambes fléchies, pieds au sol.
- Dans un même temps, décollez les pieds du sol et la tête, pour amener si possible la tête contre les genoux.
- Revenez lentement à la position initiale.
- Recommencez dix fois de suite de la même manière.

Soupirer, bâiller, rire facilitent la respiration

Le corps dispose de merveilleux outils pour favoriser la respiration naturelle quand elle est insuffisante : le soupir, le bâillement et le rire. Ces trois actions sont bénéfiques pour la santé, donc ne vous en privez pas. Ils régularisent les fonctions neurovégétatives, facilitent la digestion, procurent un état de bien-être et de relaxation.

Le soupir

Il vient naturellement quand le corps le réclame, mais vous pouvez aussi l'occasionner en inspirant profondément et en laissant venir cette expiration profonde et légèrement sonore caractéristique du soupir.

Le bâillement

Quand le corps manque d'oxygène, un bâillement réflexe entraîne alors une suroxygénation du cerveau. Ne vous empêchez pas de bâiller, c'est une réaction naturelle. Pour vous détendre et mieux respirer, vous pouvez vous entraîner à le provoquer en remuant latéralement de gauche à droite la mâchoire inférieure.

Le sourire

Le sourire également aide à la détente et facilite la respiration. Veillez à toujours observer un demi-sourire sur votre visage lors des exercices respiratoires et de relaxation.

Le rire

Par son action sur le diaphragme et la respiration, le rire rééquilibre naturellement la fonction respiratoire. Il est le meilleur des médicaments et ses vertus sur la santé sont nombreuses. Il libère des tensions corporelles et émotionnelles tout en permettant à la respiration de retrouver son ampleur naturelle, favorisant ainsi une meilleure oxygénation de l'ensemble des fonctions organiques.

L'étage respiratoire inférieur : la respiration abdominale ou diaphragmatique

Le diaphragme

Le diaphragme est le muscle le plus puissant de l'organisme. Il joue un rôle moteur essentiel non seulement dans la mécanique respiratoire, mais également dans le reflux sanguin et lymphatique des viscères abdominaux.

La majorité des gens sédentaires mobilisent peu leur diaphragme, favorisant une respiration haute et superficielle. Si de surcroît la sangle abdominale est relâchée, celui-ci fonctionne au ralenti et la vitalité générale diminue. Une respiration diaphragmatique profonde avec une sangle abdominale légèrement contractée (mais non contracturée) pénètre tout le bassin et réalise un véritable massage abdominal régularisant le transit abdominal tout en augmentant les échanges gazeux.

Exercice

- Étendez-vous sur le dos, jambes semi-fléchies, pieds à plat.
- Placez vos deux mains à la hauteur du nombril, doigts dirigés vers le pubis.
- Expirez en rentrant progressivement le ventre et en appuyant avec vos mains comme si vous vouliez faire toucher la paroi abdominale avec le sol.
- Puis, lentement, sur l'inspiration, laissez remonter le ventre et les reins tout en gardant une légère tension dans les abdominaux.
- Prenez conscience de cet espace intérieur. Par la pensée, amenez votre respiration jusque dans le bassin.

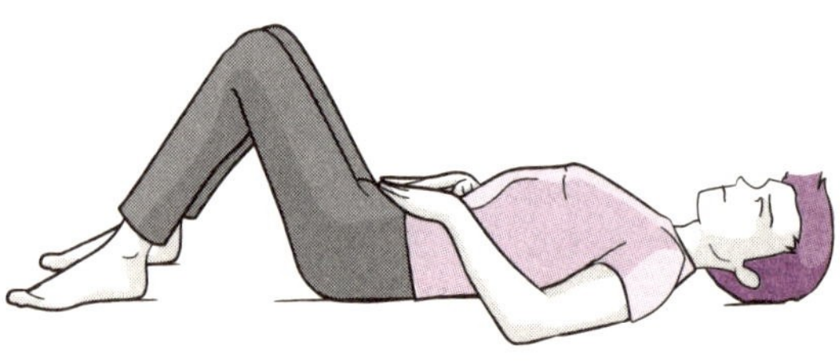

La posture en tailleur

Cette posture est très utile pour un grand nombre d'exercices respiratoires. C'est la posture classique de nombreux asanas de yoga et de la méditation.

Asseyez-vous, jambes croisées, sur le sol ou sur un petit coussin. Si votre souplesse le permet, vous pouvez placer la face antérieure du pied sur le haut d'une cuisse (demi-lotus) ou chaque pied en appui sur la cuisse opposée (lotus complet).

Veillez à garder le dos toujours droit, la nuque dans le prolongement du dos, le menton légèrement rentré. Imaginez-vous que vous êtes suspendu tel un pantin par un fil depuis le sommet de votre tête.

Gardez une sangle abdominale tonique, mais sans exagération pour ne pas bloquer les mouvements diaphragmatiques.

↘ Exercice 1

Assis sur une chaise ou au sol en tailleur, placez chacune de vos mains sur le genou opposé. Laissez maintenant la tête se pencher naturellement vers l'avant, le menton en contact avec la poitrine.

Ce geste a pour but de refermer le haut du corps et favorise la respiration diaphragmatique basse.

Dans cette position, observez la respiration abdominale. Comme pour l'exercice précédent, placez votre conscience au niveau du bas-ventre et concentrez-vous sur la respiration. Pratiquez ainsi pendant 10 minutes.

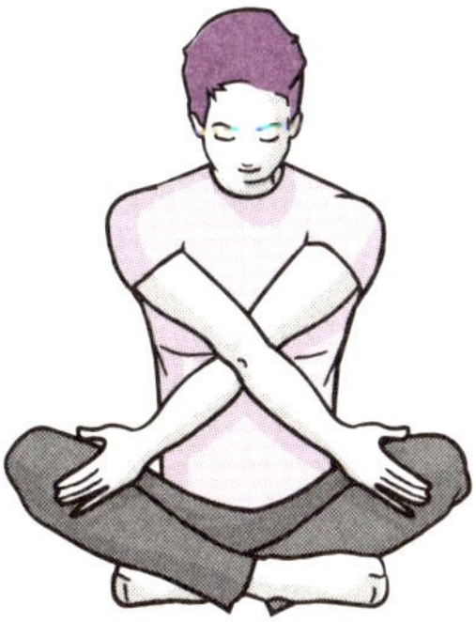

↘ Exercice 2

- Debout, placez vos deux mains sur vos genoux en vous inclinant légèrement vers l'avant, le dos restant bien droit, la nuque dans le prolongement du corps.
- Commencez par expirer comme pour l'exercice n° 1 en rentrant bien le ventre, puis inspirez en relâchant le ventre tout en gardant une certaine tonicité abdominale.
- Concentrez-vous sur la respiration et sur l'ombilic qui se déplace de quelques centimètres entre l'inspir et l'expir.

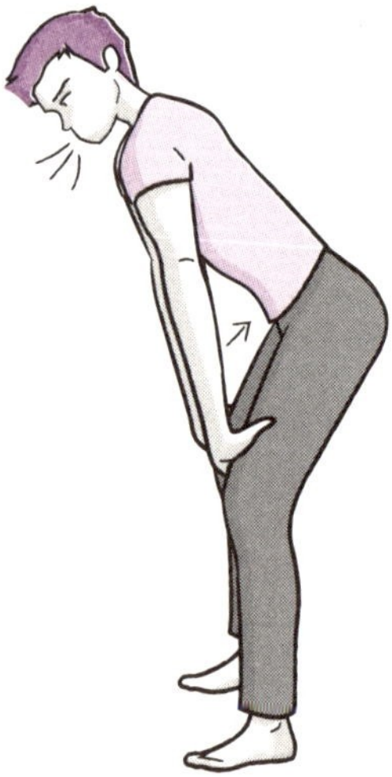

L'étage respiratoire moyen : la respiration thoracique

Cette série d'exercices va vous permettre de prendre conscience de la respiration à l'étage thoracique. Elle est encore appelée respiration costale.

↘ Exercice 1

- Asseyez-vous sur une chaise ou au sol en tailleur.
- Posez vos deux mains sur la partie basse des côtes de chaque côté.
- Commencez par expirer en poussant sur vos mains comme si vous vouliez les rapprocher.
- Puis observez à l'inspiration le mouvement entre vos mains de la cage thoracique qui se gonfle pour se remplir d'air.

VARIANTE

Vous pouvez faire le même exercice en plaçant vos mains sur la partie basse de la cage thoracique mais cette fois sur le devant de celle-ci de telle manière que les doigts des deux mains se touchent au niveau du plexus.

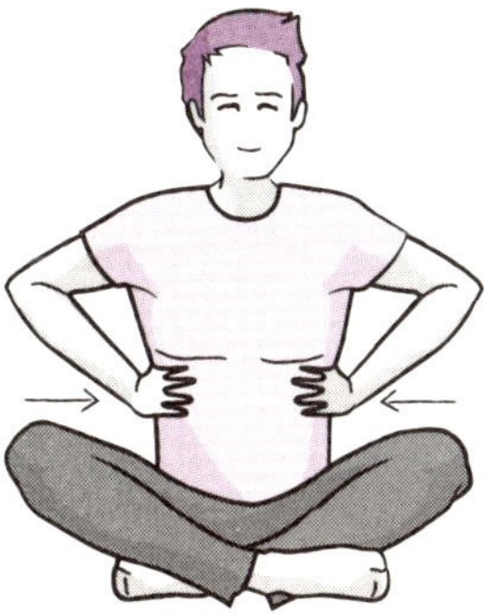

↘ Exercice 2

Ce nouvel exercice est un peu plus dynamique et vous aidera à développer votre respiration costale.

- Prenez la même posture de départ et placez vos deux mains jointes devant le sternum.
- Commencez par expirer en appuyant fermement vos deux mains l'une contre l'autre.
- Attendez quelques instants que le besoin se manifeste, puis relâchez doucement la tension, ce qui permet l'expansion de la cage thoracique à l'inspiration.

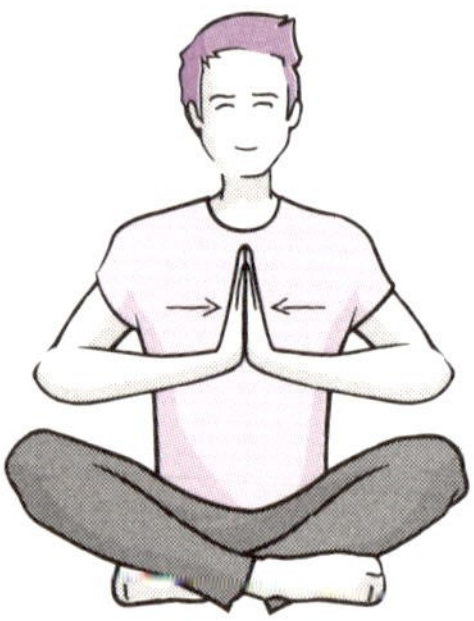

À NOTER

• L'inspiration est passive.
• Observez la respiration au niveau des côtes.
• L'expiration est active avec appui des deux mains.

↘ Exercice 3

- Placez vos deux bras écartés à l'horizontale à la hauteur des épaules.
- Sur l'expiration, rapprochez vos deux bras tendus vers l'avant de telle manière que vos deux paumes de mains entrent en contact l'une de l'autre face au plexus.
- Sur l'inspiration, revenez à la position initiale en écartant au maximum les bras et en rapprochant les deux omoplates.

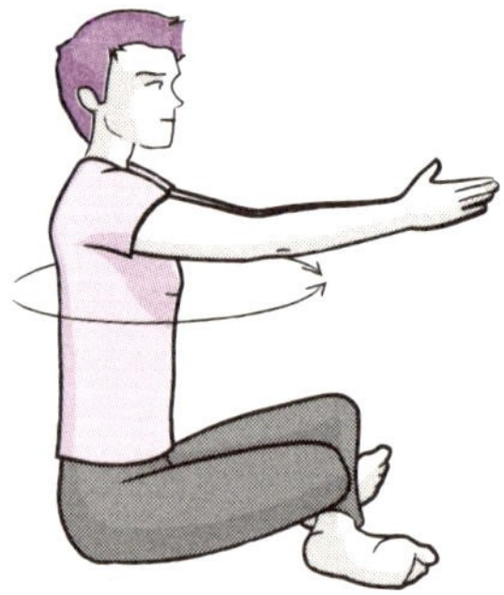

VARIANTE

Vous pouvez pratiquer le même type d'exercice en effectuant avec les bras les mêmes mouvements que pour nager la brasse.
Écartez les bras à l'inspiration, rapprochez-les à l'expiration.

↘ Exercice 4

- Debout, amenez le bras droit tendu à la verticale, doigts dirigés vers le ciel.
- Inspirez complètement, puis sur l'expiration inclinez le tronc vers la gauche sans mobiliser le bassin.
- Sur l'inspiration, revenez à la position initiale.
- Pratiquez ainsi 10 fois de suite alternativement de chaque côté, la tête suivant bien l'axe du corps.

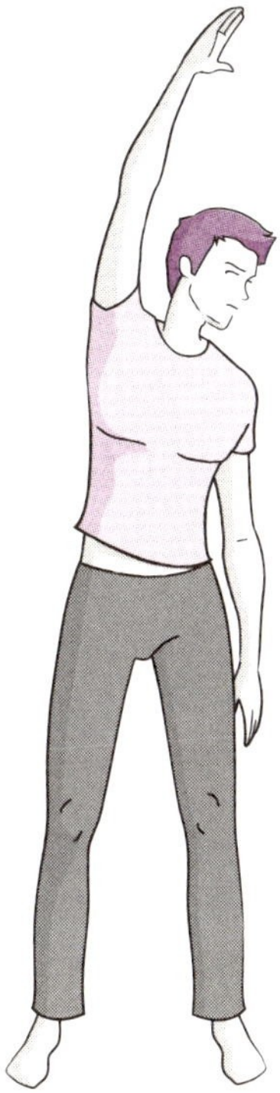

L'étage respiratoire supérieur :
la respiration sous-claviculaire

Cette série d'exercices va mettre en mouvement la partie haute de la respiration, celle qui siège dans les lobes pulmonaires supérieurs, encore appelée respiration sous-claviculaire.

↘ Exercice 1

- Assis sur une chaise ou au sol en tailleur, joignez vos deux mains au-dessus de votre tête, coudes légèrement fléchis.
- Comme pour l'exercice de la respiration costale, commencez par expirer en appuyant vos deux mains l'une contre l'autre.
- Puis sur l'inspiration, observez l'air remplir la partie supérieure du thorax. Placez toute votre concentration à ce niveau.

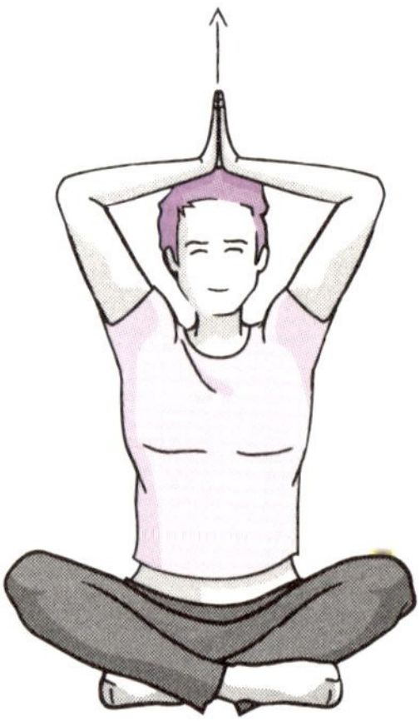

VARIANTE

- À l'inspiration, tendez les deux bras vers le ciel, paumes toujours jointes.
- À l'expiration, revenez à la position initiale.
- Pratiquez ainsi 10 respirations.

↘ Exercice 2

- Assis sur une chaise ou au sol en tailleur, placez vos deux mains à plat sur le haut de la poitrine entre les clavicules et le mamelon, doigts dirigés vers le haut.
- Commencez par expirer.
- Puis à l'inspiration, observez le mouvement de la cage thoracique sous vos doigts, accompagnez-le légèrement, en écartant les coudes de la poitrine.
- Sentez que votre corps respire sous vos doigts, restez attentif, concentré sur le mouvement sous-claviculaire, pratiquez ainsi une dizaine de respirations.

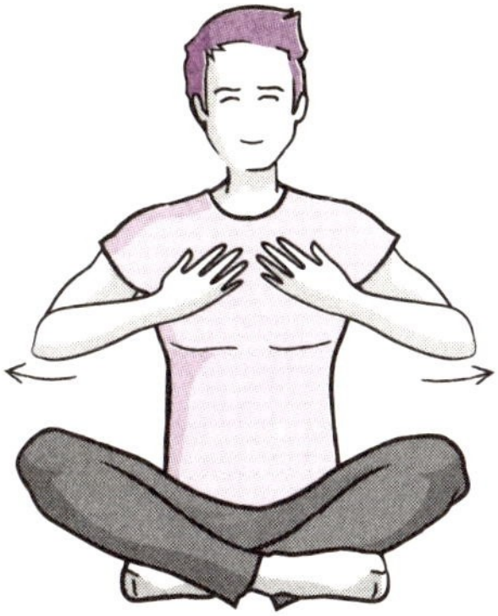

↘ Exercice 3

- Reprenez la position de départ, debout, jambes écartées de la largeur des épaules, et légèrement fléchies.
- Croisez vos deux mains dans le dos.
- Sur l'inspiration, fléchissez le thorax à 90° vers l'avant, le dos reste bien droit, la tête dans l'axe du corps. Puis décollez vos deux bras du torse, en les amenant lentement et sans forcer à la verticale.
- Respirez bien dans le haut du thorax et tout en portant votre conscience à ce niveau.
- Relâchez doucement sur l'expiration et revenez à la position de départ en redressant le buste.
- Pratiquez une série de 10 respirations.

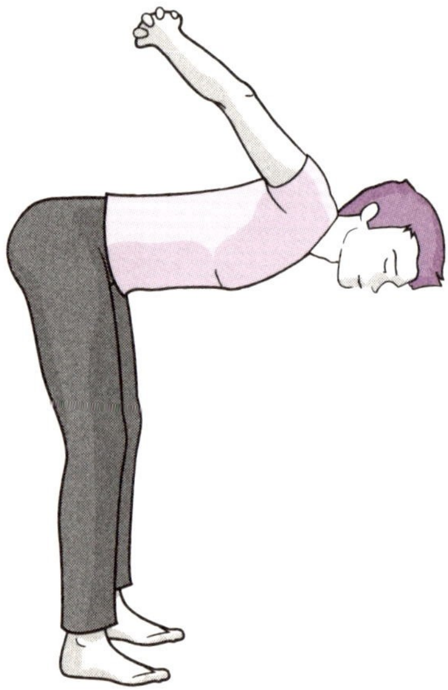

↘ Exercice 4

- Mettez-vous à genoux et prenez la position de la « feuille pliée » en vous fléchissant complètement sur vos cuisses pour amener le front en contact avec le sol.
- Dans cette position, croisez vos deux mains dans le dos, puis pratiquez les mêmes exercices que précédemment en décollant les bras à la verticale sur l'inspiration tout en roulant la tête au sol jusqu'au sommet du crâne.
- Revenez doucement à la position initiale sur l'expiration.
- Pratiquez l'exercice sur une dizaine de respirations.

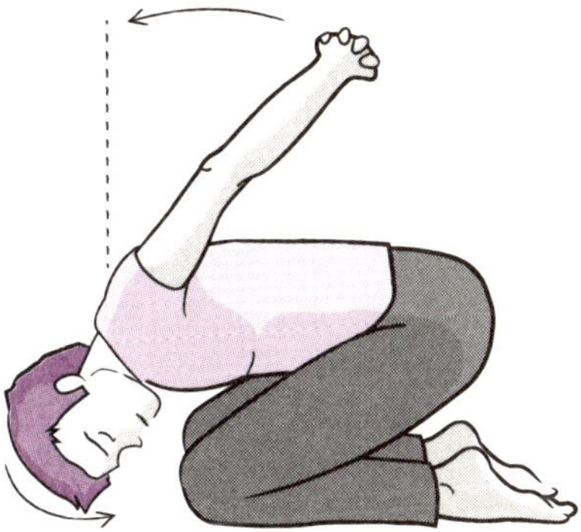

La respiration complète

Après avoir étudié, par des exercices spécifiques, les trois étages respiratoires, enchaînons à présent ces différentes techniques afin d'obtenir une respiration profonde et complète qui mobilise les trois niveaux.

En position assise

Ce mouvement enchaîne à la suite les trois étages respiratoires. Pratiquez à votre rythme et sans forcer. Restez concentré sur la respiration et sur les différents étages mis en mouvement au cours de l'exercice.

Position : asseyez-vous sur le sol, jambes croisées en tailleur, dos droit, sangle abdominale maintenue.

↘ Phase 1 : préparation

- Placez vos deux mains à plat sur le sol derrière vos fesses, coudes légèrement fléchis.
- Inspirez en poussant dans les mains et en rentrant le ventre tandis que les bras se tendent.

↘ Phase 2 : expiration complète, haute, moyenne et basse

Sur l'expiration, fléchissez le buste vers l'avant au maximum, la tête pendant naturellement tandis que vous allez poser chacune de vos mains à plat sur le sol devant le genou opposé, les bras se retrouvant croisés.

↘ Phase 3 : Inspiration complète, basse, moyenne et haute

- Sur l'inspiration, redressez le buste et la tête et placez chacune de vos mains derrière les fesses, doigts en direction du corps. Gardez le dos plat, puis pliez légèrement les coudes et portez la tête en arrière pour continuer l'inspiration lentement jusque dans la partie supérieure de la cage thoracique.
- Revenez sur l'expiration à la position initiale.
- Pratiquez en tout 10 respirations complètes de cette manière.

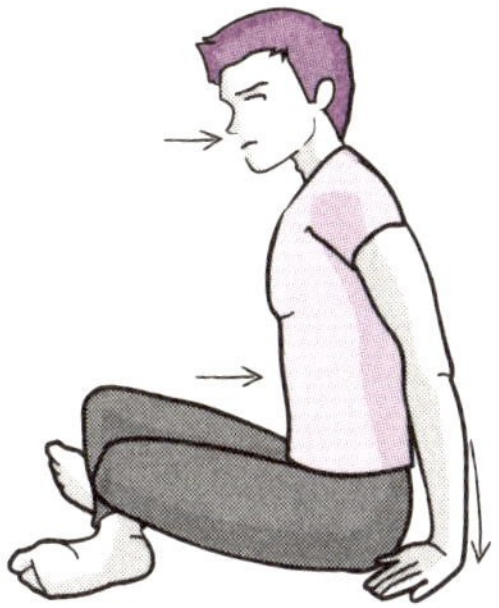

Phase 1

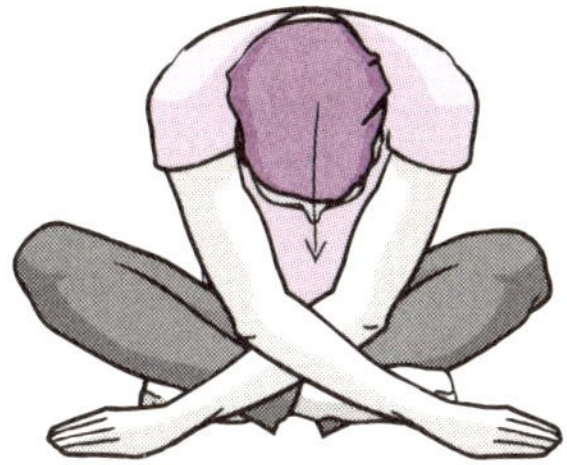

Phase 2

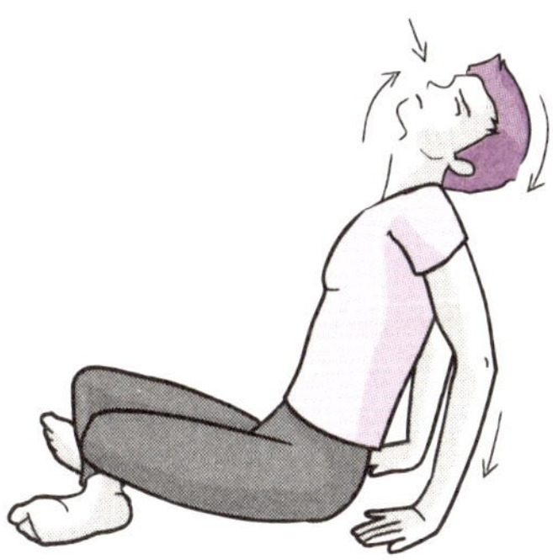

Phase 3

En position allongée

- Pliez la jambe droite en enserrant votre genou avec vos deux mains croisées bras tendus.
- Sur l'expiration, amenez les bras et les genoux contre la poitrine et fléchissez la tête sur le thorax (si vous êtes suffisamment souple, le front peut toucher le genou).
- Puis inspirez en revenant lentement à la position de départ.

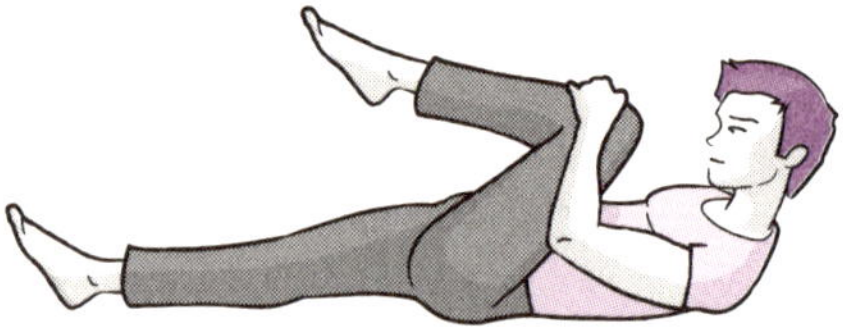

À NOTER

Portez votre attention sur l'air qui remplit vos poumons depuis le haut jusque dans le bas-ventre tandis que l'expiration s'effectue dans l'autre sens (basse, moyenne et haute).

À quatre pattes

Placez-vous à quatre pattes, mains et genoux écartés de la largeur des épaules.

↘ Phase 1

- Expirez en arrondissant le dos tout en fléchissant la tête et en pliant la jambe droite, genoux et front le plus près possible l'un de l'autre.

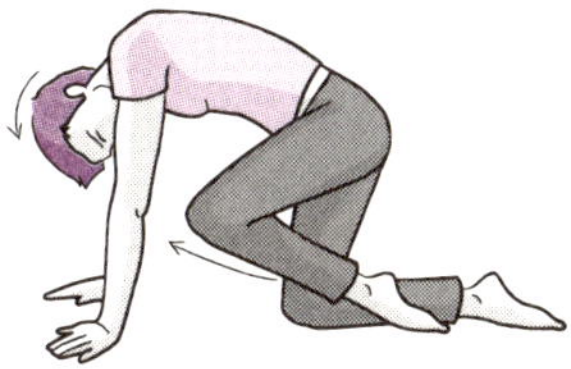

↘ Phase 2

- Inspirez en redressant le dos, portez légèrement la tête en extension et étendez la jambe parallèlement au sol.
- Revenez à la position initiale et pratiquez de la même manière de l'autre côté. Faites une série de quatre expirations d'un côté et de l'autre.

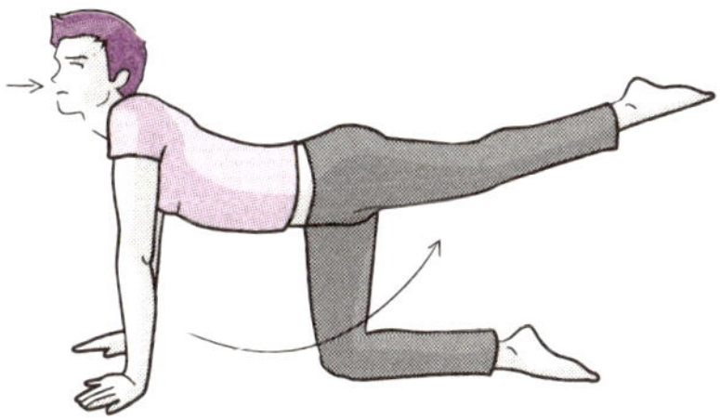

À NOTER

Les effets sont semblables à ceux de l'exercice précédent. Les trois étages respiratoires sont mis en jeu pour procurer une respiration complète diaphragmatique, costale et sous-claviculaire. Restez concentré sur votre respiration, qui doit se faire librement pendant tout l'exercice.

Programme 2
Contrôler le souffle

La série d'exercices du premier programme concernait la prise de conscience de la respiration naturelle de ces trois étages. Avec le programme 2, nous abordons la pratique d'un des facteurs principaux de la respiration, la maîtrise du souffle.

La maîtrise du souffle

Il n'est pas nécessaire d'être un sportif de haut niveau ou un yogi pour observer qu'à chacune de nos actions correspond une respiration adaptée.

Le souffle de l'effort est généralement court mais avec une grande amplitude nécessaire aux besoins du corps en oxygène. Celui du stress et de l'angoisse est également court mais superficiel. Celui de la relaxation est long et ample.

Les grands maîtres de méditation ont, au cours de leur exercice, un souffle encore plus long avec une respiration toutes les deux à trois minutes, ce qui engendre un profond calme mental.

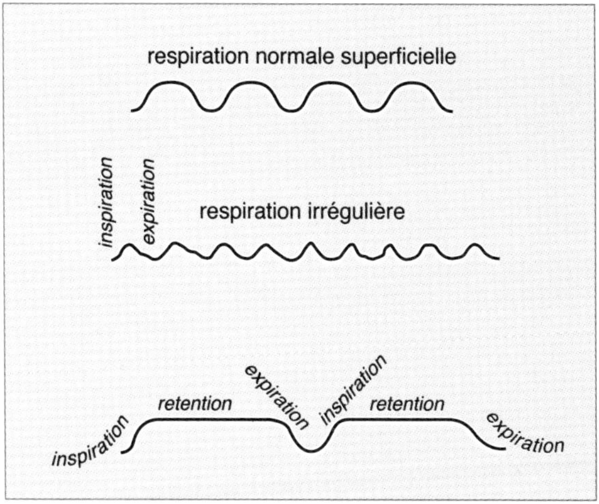

Exemple de souffles différents basés sur le même rythme respiratoire avec une courte pause à l'inspiration et à l'expiration. Le schéma comprend une respiration régulière, une respiration naturelle irrégulière et une respiration avec souffle prolongé.

Prise de conscience de la longueur du souffle

↘ Exercice 1 : évaluer la longueur de votre souffle

- Asseyez-vous sur une chaise ou au sol en tailleur, le dos bien droit.
- Respirez naturellement.
- Humectez la paume de votre main avec votre langue, puis placez-la devant votre bouche que vous ouvrez en formant un petit rond avec les lèvres comme pour souffler.
- Sur l'expiration, ressentez la sensation de fraîcheur procurée par l'air et éloignez votre main progressivement jusqu'à ce que cette sensation disparaisse.
- Appréciez maintenant la distance entre votre main et votre bouche.

VARIANTES

Variante 1 : faites le même exercice en expirant par le nez et en plaçant la paume de la main sous les narines.

Variante 2 : il est possible d'utiliser un morceau de coton suspendu à un fil et de prendre en compte cette fois l'angle obtenu avec le point de suspension.

↘ Exercice 2 : diminuer la distance

- Essayez maintenant de diminuer la distance obtenue au cours des tests précédents en freinant et en allongeant progressivement le souffle.
- Pratiquez un minimum de 10 respirations en tentant de réduire à chaque fois la distance. Vous apprenez ainsi à allonger la longueur de votre souffle de même que votre cycle respiratoire.

↘ Exercice 3 : la paille et le verre d'eau

- Prenez un verre d'eau, une paille et une montre. En soufflant dans le verre avec la paille, chronométrez ainsi le temps en secondes de la longueur de votre souffle.
- Arrêtez le chronomètre à l'arrêt des bulles.

↘ Exercice 4 : le comptage

Comptez mentalement ou avec l'aide d'une montre vos temps naturels d'inspiration et d'expiration.

Exemple :

4 temps pour l'inspiration
5 temps pour l'expiration

Puis, en soufflant dans le verre d'eau avec la paille, allongez progressivement les temps inspiratoires et expiratoires en les égalisant si possible. Pratiquez ainsi sur 10 respirations que vous allongez au fur et à mesure.

Exemple :

Temps inspiratoire 8
Temps expiratoire 8

puis

Temps inspiratoire 10
Temps expiratoire 10

etc.

Comment bloquer le souffle

Quelques conseils

Les exercices de rétention de souffle sont sans danger s'ils sont pratiqués correctement.

- N'allez jamais au-delà de vos propres limites.
- Allez à votre rythme, sans forcer.
- Évitez de bloquer brutalement la respiration et de la relâcher d'un seul coup pour reprendre l'air quand vous êtes à vide de souffle. Vous devez en permanence rester maître de votre respiration et pouvoir contrôler à tout moment tant l'inspiration que l'expiration.
- Il faut du temps et de la persévérance pour progresser dans ces exercices respiratoires comme dans toute autre discipline. Avec un entraînement régulier, vous serez vous-même surpris des progrès et en constaterez les bienfaits.

Les contre-indications

Si vous souffrez de maladies cardio-vasculaires ou pulmonaires, soyez très prudent avec les exercices de rétention de souffle. Il est préférable d'en parler au préalable à votre médecin et de les pratiquer très progressivement.

Sensations courantes

Durant les exercices de rétention de souffle, certaines sensations corporelles peuvent apparaître, liées aux effets physiologiques de ces exercices. Elles pourront vous surprendre mais sont sans risque. Si elles deviennent trop inconfortables, arrêtez l'exercice pour revenir à votre respiration naturelle.

Parmi les plus communes vous pouvez ressentir une sensation d'engourdissement, une sensation que la tête tourne, une sensation de flotter, une sensation de chaleur dans tout le corps, une sensation de ne plus pouvoir reprendre son souffle, de la transpiration, moiteur...

Effets physiologiques

Sans parler des performances exceptionnelles de certains adeptes de la plongée en apnée illustrées par le film *Le Grand Bleu*, la plupart des sportifs de haut niveau sont capables de maîtrise respiratoire avec un souffle long et contrôlé.

Une pratique progressive et bien conduite des exercices de rétention et de blocage du souffle est très bénéfique pour la santé, elle permet :

- une respiration plus longue, plus profonde,
- une meilleure capacité respiratoire,
- une plus grande endurance pour les exercices physiques,
- une diminution du rythme et des pulsations cardiaques,
- une amélioration des échanges gazeux avec une plus grande absorption d'oxygène,
- une évacuation plus complète du gaz carbonique,
- une stimulation du système parasympathique,
- un rétablissement de l'équilibre neurovégétatif,
- une stimulation de la rate qui se contracte et envoie dans la circulation sanguine une quantité importante de globules rouges qui vont permettre d'enrichir le sang en oxygène.

↘ Faites un premier essai

- Après une inspiration profonde, bloquez l'air pendant 10 à 15 secondes.
- Puis relâchez votre souffle par le nez le plus lentement possible.
- En fin d'expiration, restez quelques instants à vide d'air.
- Puis inspirez à nouveau également très progressivement.
- Pratiquez 6 à 8 respirations à la suite de cette manière.

Que constatez vous ?

- Votre respiration naturelle est-elle devenue plus ample et plus profonde ?
- Qu'avez-vous ressenti ?
- Notez et observez toutes vos sensations.

LE SAVIEZ-VOUS ?

Au cours d'une respiration ordinaire, seuls 6 % de l'oxygène sur les 21 % que contient l'air sont effectivement absorbés par l'organisme.

Exercices de rétention du souffle

Comment pratiquer : la position du corps

- Il est préférable de pratiquer les exercices en position assise, sur une chaise ou au sol en tailleur (lotus ou demi-lotus).
- Veillez à garder le dos droit, le menton légèrement rentré, la sangle abdominale contrôlée.

Inspiration lente et progressive

Dès que vous sentez une résistance au niveau de la sangle abdominale qui reste toujours légèrement contractée, continuez d'inspirer de manière à absorber le plus d'air possible.

Les trois étages de la respiration, sous-claviculaire, thoracique et abdominale, sont sollicités.

VARIANTE

Pendant les deux phases d'inspiration et expiration, vous pouvez bloquer légèrement la glotte. Le son alors émis vous aide à contrôler et à régulariser votre souffle.

Rétention du souffle

Effectuez maintenant la rétention du souffle, qui doit être progressive et toujours maîtrisée.

↘ Phase 1

- De 5 à 20 secondes.
- Cycle de départ de 10 respirations pour le débutant.

↘ Phase 2

- De 30 secondes à 2 minutes

- Cycle d'entraînement de 10 à 15 respirations. Ne débutez le cycle 2 qu'après avoir acquis une bonne maîtrise du cycle 1.

↘ Phase 3

- Plus de 2 minutes.
- La phase 3 n'est pratiquée qu'après avoir longtemps travaillé les phases 1 et 2. Elle requiert beaucoup d'entraînement et un exercice régulier sur plusieurs mois. Soyez prudent et surtout ne cherchez pas à brûler les étapes.
- La phase 3 est particulièrement destinée aux sportifs confirmés ou aux adeptes avancés du yoga.

Expiration

- Relâchez progressivement la rétention tout en gardant le contrôle de la sangle abdominale. Expulsez l'air du ventre, puis du thorax, enfin celui sous-claviculaire pour faire une expiration complète et régulière. Aidez-vous du son obtenu par la fermeture de la glotte pour contrôler l'émission du souffle.
- L'expiration doit être au minimum deux fois plus longue que l'inspiration.
- Puis inspirez à nouveau comme précédemment pour continuer le cycle.

Rétention du souffle avec visualisation

Pendant les exercices de rétention du souffle, il faut rester concentré sur votre respiration. Vous pouvez utiliser comme support pour garder l'attention le son obtenu par la fermeture de la glotte ou la visualisation d'images mentales.

↘ À l'inspiration

Imaginez l'air entrer par vos narines puis descendre lentement le long de votre corps jusqu'au bas de la colonne vertébrale.

↘ Pendant la rétention du souffle

Imaginez une sphère située entre la base de votre colonne vertébrale et le pubis, enfermez mentalement votre souffle dans cette sphère qui devient alors une boule d'énergie brillante comme un soleil irradiant sa chaleur.

↘ À l'expiration

Laissez maintenant s'échapper l'air de la sphère qui remonte lentement le long de la colonne vertébrale jusqu'à l'extrémité de votre nez.

Recommencez le cycle de la même manière plusieurs fois de suite. La concentration sur les images mentales permet au dialogue intérieur d'accroître l'attention sur la respiration.

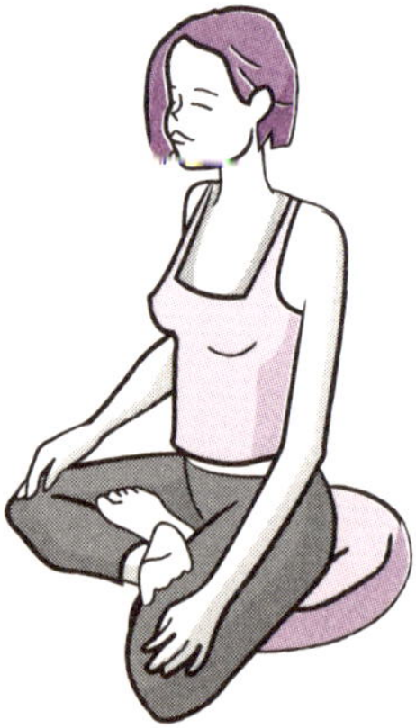

La respiration alternée

Voici un excellent exercice, bien connu des adeptes de yoga. Il procure énergie et dynamisme, régularise le système neurovégétatif, calme l'agitation mentale. Le premier exercice est préparatoire à celui des respirations alternées avec rétention de souffle.

↘ Préparation : position du corps

- Assis au sol ou sur une chaise, dos droit, tête dans la ligne du corps, sangle abdominale contrôlée.
- Ouvrez la main droite et repliez l'index et le médius contre la paume.
- Le pouce libre sert à boucher la narine droite, l'annulaire et l'auriculaire servent à boucher la narine gauche.

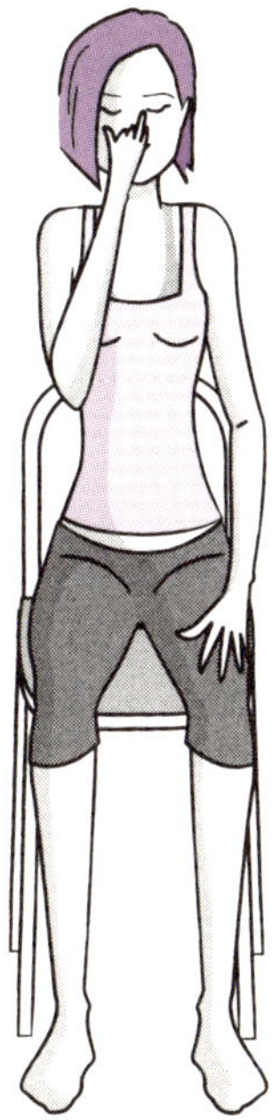

↘ Exercice 1

- Inspirez lentement et à fond sans boucher les narines.
- Inspirez par la narine gauche en bouchant la narine droite avec le pouce.
- Bouchez les deux narines à la fin de l'inspiration.
- Expirez par la narine droite en bouchant la narine gauche.
- Inspirez par la même narine.
- Expirez puis inspirez par la narine gauche en bouchant la narine droite.

À NOTER

• Cet exercice fait régulièrement le matin au réveil donne du tonus pour la journée. Le soir au coucher, il facilite l'endormissement pour une bonne nuit de sommeil.
• Relaxez-vous pendant l'exercice, fermez les yeux, concentrez-vous sur la respiration ainsi que sur l'air qui entre et sort de vos narines.
• Pratiquez un minium de 10 minutes.

↘ Exercice 2 : respiration alternée avec rétention du souffle

Cet exercice est pratiquement identique au précédent, avec toutefois un élément nouveau qui est la rétention du souffle entre l'inspiration et l'expiration.

- Expirez lentement et à fond par les deux narines.
- Inspirez par la narine gauche lentement, bouchez la narine droite.
- Rétention du souffle selon les stades étudiés précédemment.
- Expirez très lentement par la narine droite en bouchant la narine gauche.
- Inspirez par la narine droite en bouchant la narine gauche.
- Rétention du souffle.
- Recommencez de la même manière. Notez que pendant la rétention du souffle, les deux narines sont bouchées.
- Pratiquez un minimum de 10 minutes.

VARIANTE

Vous pouvez poser l'index et le majeur au niveau de la racine du nez entre les deux sourcils et vous aider de l'annulaire avec l'auriculaire pour boucher la narine gauche, du pouce pour boucher la narine droite.

À CONTRÔLER

Le relâchement des épaules, le dos droit, le tonus de la sangle abdominale, la relaxation du visage, le relâchement des mâchoires, la tête dans l'axe du corps, la concentration sur la respiration.

Si vous le faites régulièrement, vous sentirez très vite les bienfaits de cet exercice très puissant. Il vous aidera à recharger vos batteries pour être en forme toute la journée.

↘ Exercice 3 : rétention prolongée du souffle

Après un certain temps de pratique des exercices de base, si vous désirez poursuivre l'exercice au-delà de 10 minutes, il sera plus facile d'adopter la position suivante, qui permet de bloquer l'air de façon plus efficace et étire les cervicales. Elle agit également au niveau des sinus carotidiens, en régularisant la tension artérielle et les pulsations cardiaques.

- Assis sur une chaise ou au sol en tailleur, jambes croisées (en demi-lotus ou lotus complet).
- Les mains sont posées de façon naturelle sur les genoux, le dos est droit ; poussez légèrement les fesses en arrière pour assurer une bonne courbure lombaire.
- Maintenant, penchez la tête en avant lors de la rétention du souffle en tirant fortement les muscles du cou afin que le menton repose sur la fourchette sternale pour bloquer l'air.
- Rétention prolongée du souffle dans cette position.
- Revenez doucement à la position initiale pour expirer et inspirer à nouveau de façon lente et régulière, sans à-coup ni précipitation.

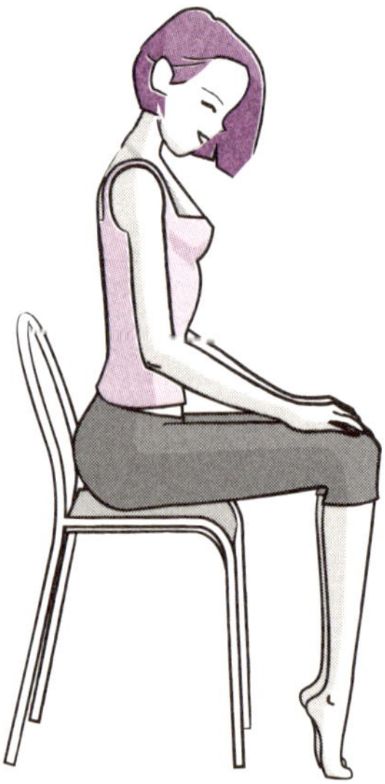

PRÉCAUTIONS

Les sujets atteints de maladie cardio-vasculaire, pulmonaire ou thyroïdienne devront s'abstenir de faire cet exercice.

EFFETS

Cette technique permet d'atteindre des stades avancés de rétention du souffle. Elle diminue efficacement les pulsations cardiaques et la tension artérielle. Les sportifs qui désirent diminuer leurs pulsations cardiaques au repos la pratiqueront donc avec profit.

Exercices avec souffle court

Une première série d'exercices vous a permis de travailler sur la rétention et la longueur du souffle. Les techniques exposées ici se pratiquent avec le souffle court ou respiration superficielle. Ce type de respiration provoque une mise en circulation très efficace des énergies corporelles. Vous pouvez l'utiliser comme préparation à d'autres types de respiration, à la rétention du souffle, au travail du rythme ou de la relaxation.

↘ Exercice 1 : cycle avec respiration courte

- Asseyez-vous en tailleur au sol ou sur une chaise, le dos bien droit, commencez par faire quatre respirations amples et régulières sans rétention de souffle.
- Placez votre conscience au niveau de la poitrine.
- Maintenant respirez avec une inspiration et une expiration courtes d'environ une seconde. Inspiration et expiration sont égales.
- Pratiquez 10 minutes, puis, sur la dernière inspiration, bloquez le souffle en inclinant la tête vers l'avant pour bloquer le souffle pendant 30 secondes, puis relâchez doucement et lentement sur l'expiration.

↘ Exercice 2 : cycle court avec expiration en deux temps

- La position du corps est identique à l'exercice précédent.
- Prenez une inspiration courte d'environ 1 seconde.
- Puis faites une expiration courte d'environ 2 secondes. Expulsez l'air de façon syncopée en deux fois avec un temps bref d'arrêt en suspension du souffle.
- Nouvelle inspiration et poursuivez le cycle de façon identique.
- Pratiquez 10 minutes.
- Sur la dernière inspiration, bloquez le souffle comme précédemment.

PRÉCAUTIONS

La respiration superficielle correspond généralement à des états de stress, d'angoisse. Elle peut entraîner au cours des exercices l'expression de ces émotions. Elle est souvent moins confortable que la respiration ample et calme caractéristique des états de relaxation. Si c'est votre cas et que vous ressentiez un état de malaise, revenez doucement à la respiration naturelle quelques minutes avant de reprendre l'exercice. Les sujets atteints de maladies cardio-vasculaires et pulmonaires ne pratiqueront pas ces exercices.

Programme 3
Le rythme respiratoire

Ce programme propose une série d'exercices liés au rythme de la respiration, second facteur, après la longueur du souffle, du contrôle respiratoire.

Comprendre la respiration rythmée

Le rythme respiratoire se définit par la proportion entre les différentes phases de la respiration.

Tout dans l'univers est rythme : le rythme des saisons, des marées, de la circonvolution de la terre, pour les plus visibles. L'homme n'échappe pas à cette règle et la plupart des phénomènes physiologiques, respiration, pulsations cardiaques, sécrétions hormonales, sommeil, sont également rythmés. Agir sur l'un de ces paramètres, c'est agir sur l'organisme entier car l'ensemble de ces rythmes sont synchronisés entre eux.

↘ Préparation

- Prenez votre pouls, au poignet, ou au niveau de la base du cou, sur la carotide.
- Comptez le nombre de pulsations cardiaques par minute, puis comptez le nombre de respirations par minute sans en modifier la longueur.
- Essayez si possible de ressentir les pulsations cardiaques en vous concentrant sur une zone du corps où les battements sont plus perceptibles, comme le milieu de la poitrine par exemple, de manière à pouvoir les compter sans l'aide de la prise de pouls.
- Maintenant, synchronisez votre respiration avec les battements cardiaques dans les exercices suivants.

LE SAVIEZ-VOUS ?

Si l'on multiplie par quatre le nombre de respirations moyennes de l'homme par minute (18), on obtient le nombre moyen de pulsations cardiaques (72) qui multiplié par quatre nous donne le nombre de livraisons d'oxygène par la myoglobine aux muscles (300 environ).

ATTENTION

Dans les exercices proposés ici, il n'y a pas de rétention du souffle, et la respiration suit sans pause le flux de l'inspiration et le reflux de l'expiration.

↘ Exercice 1 : respiration rythmée simple

- Inspiration sur deux battements cardiaques.
- Expiration sur deux battements cardiaques.

↘ Exercice 2 : respiration rythmée double

La respiration rythmée double est une très bonne technique de relaxation.

Cet exercice se fait plus facilement en position assise sur une chaise, au sol en tailleur ou allongé sur le dos.

- Inspiration sur deux battements cardiaques.
- Expiration sur quatre battements cardiaques.

VARIANTE

Avec un peu d'entraînement, vous pouvez allonger le rythme respiratoire : inspiration sur 4 battements cardiaques ; expiration sur 8 battements cardiaques. Pratiquée pendant 15 minutes au moins, cette respiration apporte calme et sérénité.

La respiration carrée

Cet exercice de respiration rythmée combine avec l'exercice précédent une phase supplémentaire de rétention de souffle. Elle est également synchronisée sur les pulsations cardiaques. Ce type de respiration est anti-stress, anti-fatigue, il améliore le dynamisme vital et développe la concentration.

↘ Exercice de base

Prenez la position assise en tailleur sur une chaise, dos bien droit, tête dans l'axe du corps, la sangle abdominale contrôlée.

- Videz complètement vos poumons.
- Rétention [R] : bloquez le souffle sur quatre pulsations.
- Inspiration [I] sur 4 pulsations.
- Rétention du souffle sur 4 pulsations.
- Expiration [E] sur 4 pulsations.
- Pratiquez 15 minutes environ.

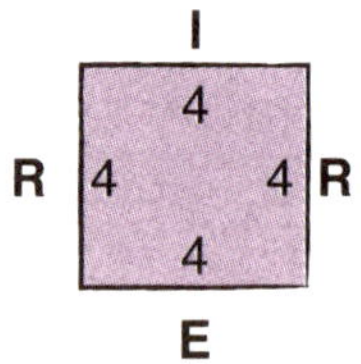

↘ Respiration carrée double

Avec l'entraînement, augmentez progressivement le temps respiratoire pour passer aux rythmes suivants :

- 5 – 5 – 5 – 5.
- Puis 6 – 6 – 6 – 6...
- ...jusqu'à la respiration carrée double 8 – 8 – 8 – 8 (rétention sur 8 pulsions – inspiration sur 8 – blocage sur 8 – expiration sur 8).

↘ Respiration rythmée alternée

Voici un nouvel exercice de respiration rythmée également très dynamisante, basée sur le rythme 1 – 4 – 2 – 4.

- Inspiration : 1 pulsation. Rétention du souffle sur 4 pulsations.
- Expiration sur 2 pulsations. Rétention sur 4 pulsations.
- Avec la pratique, vous pourrez augmenter le temps et passer progressivement au rythme 2 – 5, 3 – 5, 3 – 6, 4 – 6, etc.

↘ Le rythme 2 – 3 – 5 – 2

Ce rythme favorise également l'expiration longue, mais avec une rétention moindre. Il est plus facile à pratiquer pour le débutant.

- Inspiration sur 3 pulsations.
- Rétention sur 2 pulsations.
- Expiration sur 5 pulsations.
- Rétention sur 2 pulsations.

CONSEILS

Respirez sans tension ni crispation, la respiration doit être naturelle et sans effort. Allez progressivement, à votre rythme. Restez concentré sur la respiration. Pratiquez un minimum de 10 à 15 minutes par exercice pour en obtenir les effets.

La respiration complète alternée

Dans cette technique, on ne fait qu'une seule rétention du souffle après la phase inspiratoire.

↘ Exercice 1

- Inspiration sur 4 battements.
- Rétention sur 8 battements.
- Expiration sur 8 battements.

La position du corps est identique aux exercices précédents. Veillez à faire une respiration complète, diaphragmatique, thoracique et sous-claviculaire en gardant tout du long le contrôle de la sangle abdominale.

Respirez doucement et lentement, aidez-vous de la prise de pouls si vous n'arrivez pas à percevoir vos pulsations cardiaques. Ajustez progressivement les temps de rétention du souffle pour parvenir progressivement au rythme de l'exercice n° 2.

↘ Exercice 2

- Inspiration sur 4 battements.
- Rétention sur 16 battements.
- Expiration sur 8 battements.

Cette respiration favorise les échanges gazeux, l'oxygénation du sang et dynamise les énergies du corps avec en plus des effets bénéfiques sur le mental par le calme qu'elle procure.

EXEMPLE DE PROGRAMME SUR UN MOIS : EXERCICES DE RESPIRATION RYTHMÉE

12 minutes par jour par exercice.

Le chiffre représente le nombre de pulsations cardiaques.

I : inspiration, R : rétention du souffle bloqué, E : expiration.

↘ Exercice 1 : Respiration carrée – 4 minutes

Rythme :	4I – 4R – 4E – 4R
1re semaine :	5I – 5R – 5E – 5R
2e semaine :	6I – 6R – 6E – 6R
3e semaine :	7I – 7R – 7E – 7R
4e semaine :	8I – 8R – 8E – 8R

↘ Exercice 2 : Respiration rythmée alternée – 4 minutes

Rythme :	1I – 4R – 2E – 4R
1re semaine :	2I – 5R – 3E – 5R
2e semaine :	3I – 6R – 4E – 6R
3e semaine :	4I – 7R – 5E – 7R
4e semaine :	5I – 8R – 6E – 8R

↘ Exercice 3 : Respiration rythmée complète – 4 minutes

Rythme :	4I – 8R – 8E
1re semaine :	5I – 9R – 9E
2e semaine :	6I – 10R – 10E
3e semaine :	7I – 11R – 11E
4e semaine :	8I – 12R – 12E

La respiration par paliers

Cette technique en combine plusieurs que nous avons déjà abordées, dont le contrôle et la maîtrise du souffle avec le rythme respiratoire.

↘ Posture du corps

Comme pour les autres exercices, placez-vous assis, sur une chaise ou au sol, en tailleur (demi-lotus, lotus).

Prenez vos pulsations cardiaques avec le pouls ou essayez de les percevoir sur une région du corps.

Le rythme de cette technique est le suivant :

↘ Exercice 1

1. Phase inspiratoire par paliers

- Inspiration sur 2 pulsations.
- Rétention sur 2 pulsations.
- Inspiration sur 2 pulsations.
- Rétention sur 2 pulsations.

Continuez de cette manière jusqu'à ce que vous ne puissiez plus absorber d'air.

2. Bloquez le souffle sur 8 pulsations.
3. Expiration par le nez le plus lentement et le plus doucement possible.

Reprenez le cycle sur une série de 8 respirations. Au fur et à mesure, allongez si possible le temps de rétention du souffle avant l'expiration, de même que la longueur de celle-ci.

↘ Exercice 2 : phase expiratoire par paliers

C'est l'inverse de l'exercice précédent.

1. Inspiration complète.
2. Rétention du souffle sur 8 pulsations.
3. Expiration par palier : expiration sur 2 pulsations, rétention sur 2 pulsations, expiration sur 2 pulsations... jusqu'à ce que vous n'ayez plus d'air à expirer.

Reprenez le cycle sur 8 respirations.

ATTENTION

Dans cet exercice, c'est avant tout le nombre de paliers successifs tant respiratoires qu'expiratoires qui compte. Au fur et à mesure de votre pratique, allongez ainsi progressivement le nombre de paliers.

↘ Exercice 3 : cycle complet phase inspiratoire et phase expiratoire par paliers

Le cycle comprend donc l'association de la phase inspiratoire et de la phase expiratoire en paliers.

- Inspiration sur 2 deux pulsations ; rétention sur 2 pulsations, etc.
- Bloquez le souffle le plus longtemps possible sans forcer.
- Expiration sur 2 pulsations ; rétention sur 2 pulsations ; expiration sur 2 pulsations ; rétention sur 2 pulsations, etc.

Progressivement, le débutant passera de 3 à 4 paliers successifs inspiratoires et expiratoires, puis à 6, voire 8 paliers avec l'entraînement.

EFFETS

En plus des bienfaits de la respiration rythmée, cette pratique est efficace pour régulariser la tension artérielle. Les sujets hyper- ou hypotendus pourront l'utiliser avec profit.

Programme 4
Exercices respiratoires avec étirement

Après avoir pris conscience des étages respiratoires, pratiqués sur la longueur du souffle et le rythme, vous maîtrisez maintenant la respiration comme un outil susceptible de vous aider tant sur le plan physique que psychique, notamment dans le travail de la souplesse du corps, de la concentration, de la relaxation, pour l'amélioration des performances sportives, le travail de la voix, la méditation, etc. Cette nouvelle série vous propose d'utiliser l'outil respiratoire pour développer la souplesse et la décontraction du corps.

Étirement des cervicales

Cet exercice peut se pratiquer debout, jambes écartées de la largeur des épaules ou assis au sol en tailleur. Placez vos mains doigts croisés derrière la nuque.

↘ Phase 1 : inspiration

Inspirez en écartant au maximum les coudes et en rapprochant les omoplates.

↘ Phase 2 : expiration

Expirez lentement en fléchissant la tête en avant, en rapprochant les coudes et en effectuant une longue traction sur le cou. Recommencez l'exercice sur quatre respirations.

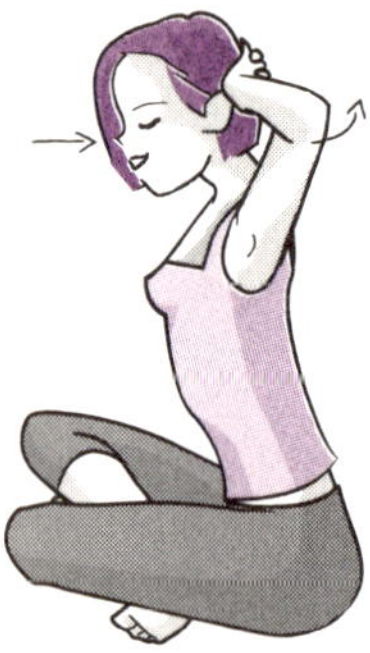

Temps 1

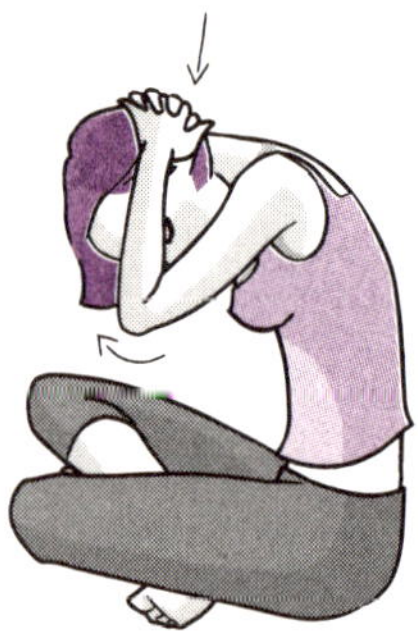

Temps 2

Étirement du dos

Dans la même position de base, debout ou assis au sol, placez vos deux mains doigts croisés au-dessus de votre tête.

↘ Phase 1

Inspirez. Les coudes sont légèrement fléchis.

↘ Phase 2

- Expirez en poussant au maximum les paumes vers le ciel.
- Étirez tout le dos du sacrum jusqu'au cou.
- Gardez quelques instants l'extension au maximum avant de relâcher pour reprendre une nouvelle inspiration.
- Pratiquez 4 respirations de la même manière.

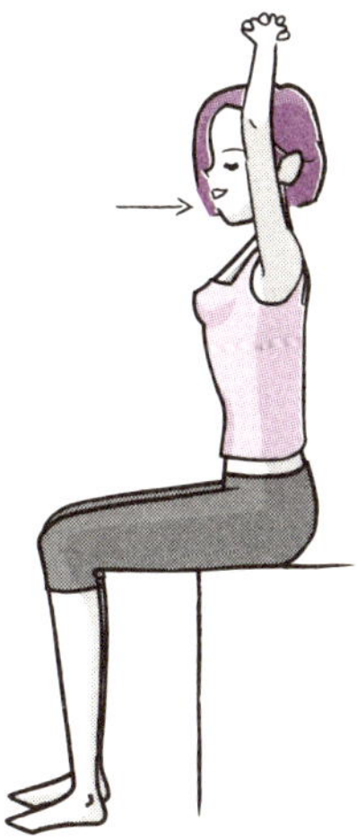

Temps 1

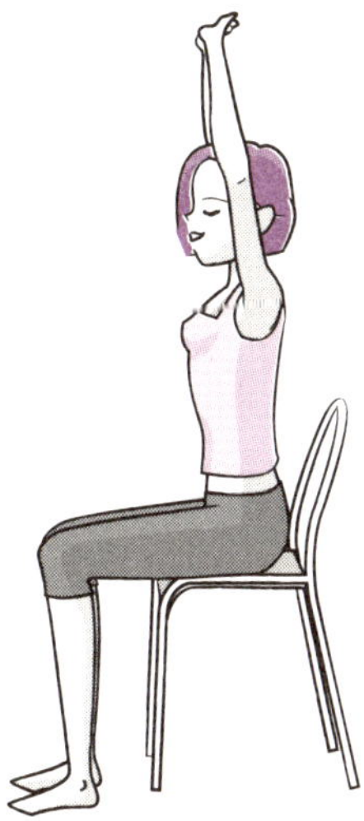

Temps 2

Étirement des jambes

Allongez-vous sur le dos, bras de chaque côté du corps, une jambe repose au sol, tendue, l'autre est pliée.

↘ Phase 1

- Inspirez en montant la jambe allongée à la verticale. Vous pouvez la soutenir avec vos deux mains pour vous aider.
- Étirez au maximum la jambe en poussant sur le talon.
- Bloquez l'air quelques instants.

↘ Phase 2

- Expirez en redescendant la jambe.
- Pratiquez de la même manière quatre fois de chaque côté.

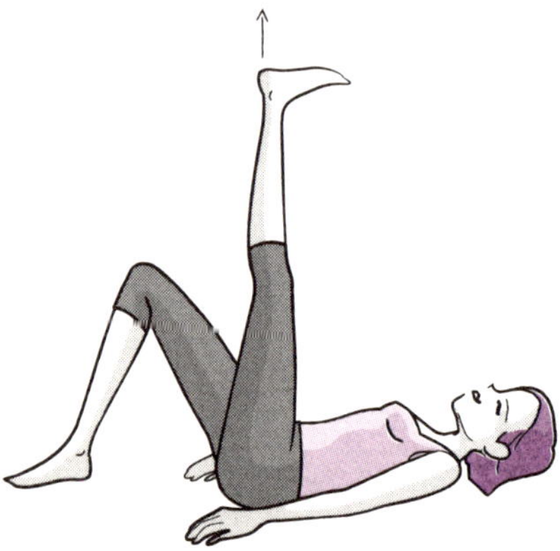

Le chat s'étire

Asseyez-vous sur vos talons, puis inclinez le buste vers l'avant, vos deux bras sont tendus devant la tête, les paumes de mains en contact avec le sol.

↘ Phase 1

- Videz vos poumons complètement.
- Puis inspirez lentement.
- Bloquez le souffle quelques instants.

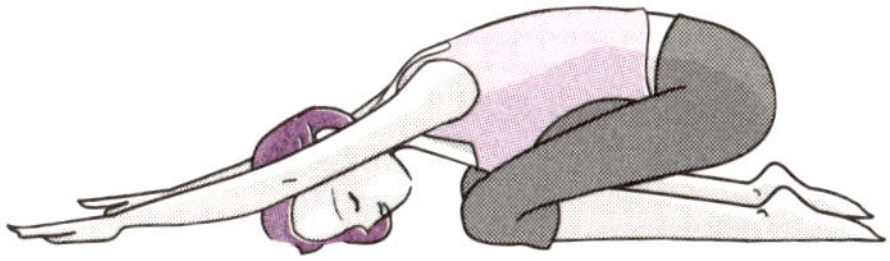

↘ Phase 2

- Expirez en poussant sur le bout des doigts pour les positionner encore un peu plus loin, ce qui étire l'ensemble du dos.
- Restez à vide d'air quelques instants.
- Puis inspirez à nouveau.
- Essayez de vous étirer un peu plus à chaque respiration en poussant sur le bout des doigts.
- Pratiquez six respirations de la même manière.

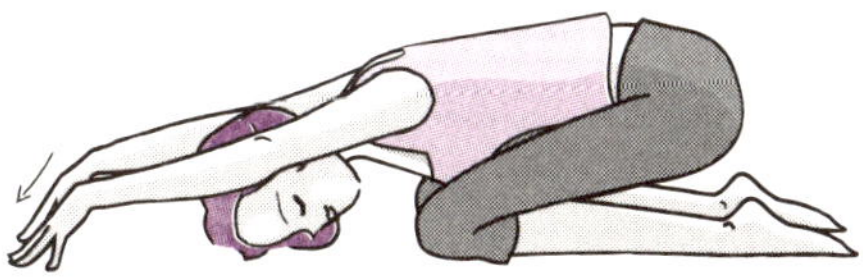

↘ Relaxation

- Replacez les bras le long du corps, le front reposant sur le sol.
- Relaxez-vous quelques instants dans cette posture avant de vous redresser très lentement en déroulant bien le dos.

Le pont

Allongez-vous sur le sol, jambes repliées, bras le long du corps. Videz l'air de vos poumons.

↘ Phase 1

Sur l'inspiration, décollez les fesses du sol, bloquez l'air quelques instants.

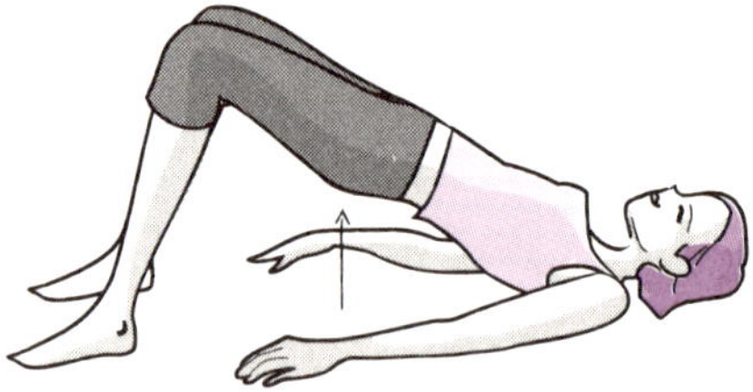

↘ Phase 2

- Sur l'expiration, reposez les fessiers au sol en déroulant le dos. Bloquez l'air quelques instants.
- À chaque nouveau cycle, essayez de décoller un peu plus les fessiers du sol. Pratiquez six respirations de la même manière.

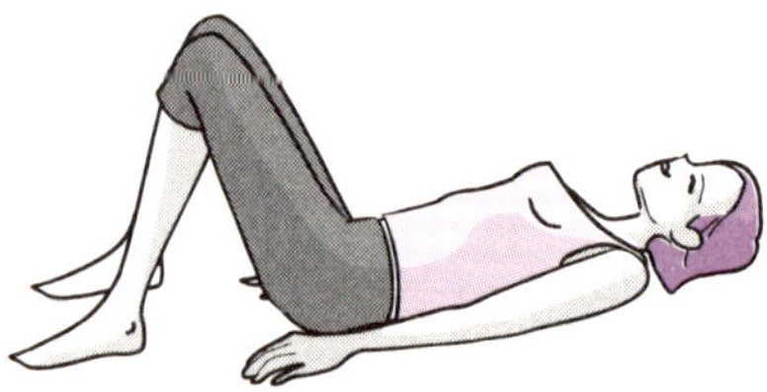

PRÉCAUTION

Ne pas forcer si vous avez des problèmes dorso-lombaires.

Respirations et étirements en position allongée

Exercice 1

Allongez-vous sur le sol, mains croisées derrière la tête. Videz vos poumons.

↘ Phase 1

Inspirez en soulevant la tête du sol avec l'aide de vos mains, tout en pointant vos orteils vers vous. Gardez la position en extension quelques instants.

↘ Phase 2

Relâchez sur l'expiration très lentement. Recommencez le cycle six fois de suite.

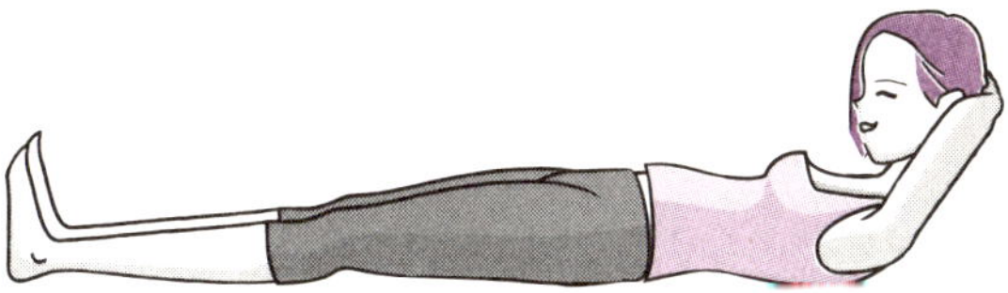

Exercice 2

Allongez-vous sur le sol, bras le long du corps.

↘ Phase 1

Sur l'inspiration, portez les deux bras tendus derrière la tête. Sur la fin de l'inspiration, étirez au maximum les bras et ramenez les orteils vers vous, bloquez l'air quelques instants.

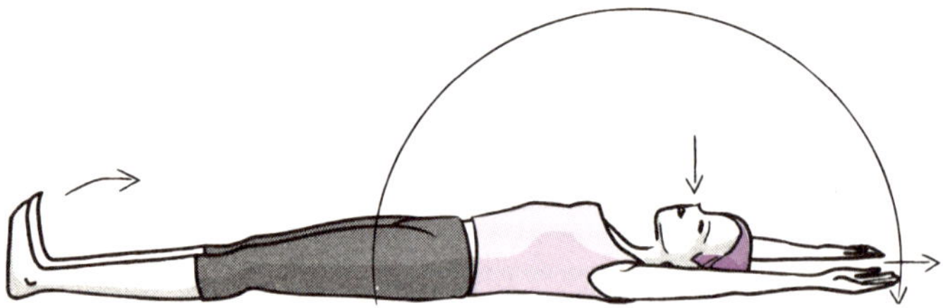

↘ Phase 2

Sur l'expiration, revenez lentement sur la position initiale, bras le long du corps.

VARIANTE

Gardez les bras allongés derrière la tête. Sur l'inspiration, étirez bras droit, pied droit, puis relâchez doucement sur l'expiration. Au cycle respiratoire suivant, pratiquez de la même manière du côté gauche. Faites huit respirations complètes alternées de cette manière.

À NOTER

Cet exercice est très efficace pour vous étirer et vous relaxer quelques minutes au cours de la journée.

➔ Exercice 3

Allongé sur le sol, repliez vos jambes et étendez vos bras à l'horizontale.

↘ Phase 1

Sur l'inspiration, amenez vos deux genoux le plus près possible de votre main gauche tandis que vous tournez la tête vers la droite.

↘ Phase 2

- Relaxez-vous sur l'expiration dans cette position.
- Sur l'inspiration suivante, inversez lentement la position, genoux près de la main droite, tête tournée vers le côté gauche.
- Bloquez l'air quelques instants puis relâchez sur l'expiration en gardant la position.

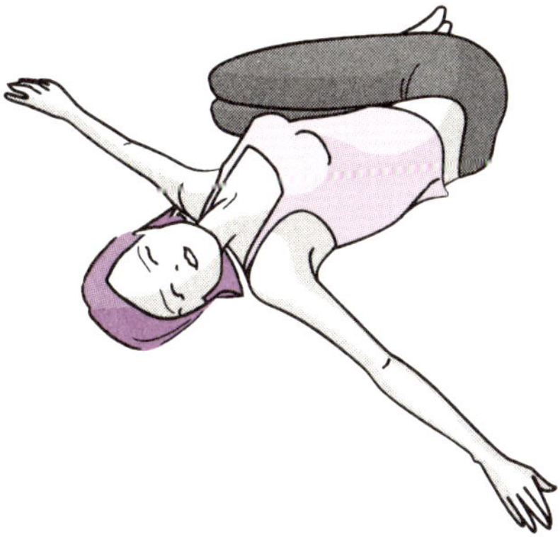

Exercice 4

Allongez-vous sur le côté, flanc gauche au sol, bras tendus derrière la tête, main droite dans la main gauche. La jambe droite est croisée par-dessus la gauche.

Phase 1

Après avoir vidé vos poumons, inspirez progressivement en étirant simultanément le flanc droit par traction de la main droite avec la main gauche.

Phase 2

- Relâchez doucement sur l'expiration.
- Pratiquez quatre fois du même côté, puis inversez la position pour respirer quatre fois de l'autre côté.

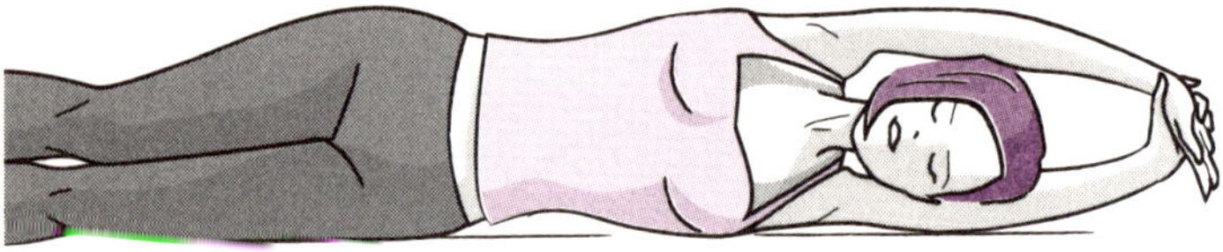

Le serpent pour assouplir la colonne vertébrale

↘ Phase 1

- Placez-vous à quatre pattes.
- Sur l'expiration faites le dos rond, rentrez au maximum le ventre et la tête en poussant sur les mains. Videz l'air au maximum.

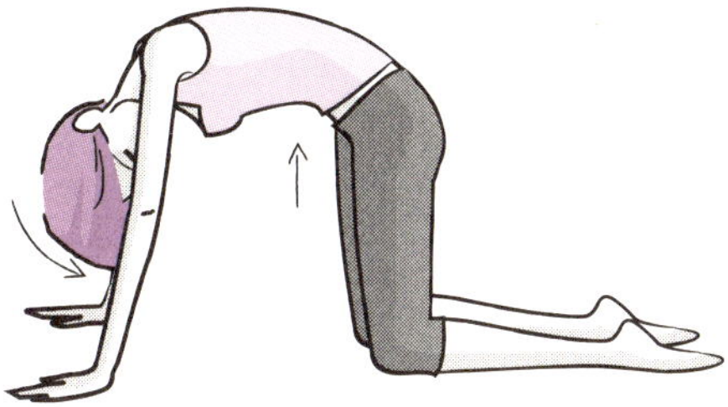

↘ Phase 2

- Sur l'inspiration, poussez les fesses en arrière en cambrant légèrement le dos, la tête également suit le mouvement, se fléchissant en arrière, menton vers le ciel.
- Pratiquez ce mouvement avec fluidité en suivant naturellement le rythme de votre respiration comme un serpent qui ondule sur une dizaine de cycles.

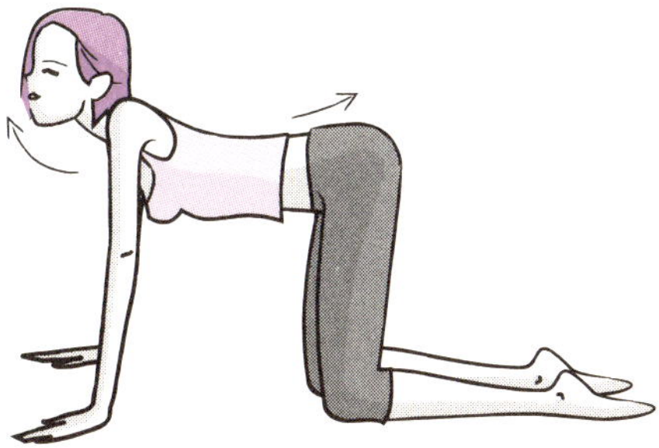

La clé de toute relaxation, c'est la respiration...

Prenez l'habitude de faire régulièrement une pause de 2 à 3 minutes pour faire un exercice respiratoire ou une visualisation relaxante. Une séance plus longue de 15 à 20 minutes est encore plus profitable. Choisissez un moment de la journée où vous pouvez disposer d'un temps pour vous, sans être dérangé, le soir au coucher ou le matin au réveil. Voici maintenant quelques techniques simples de relaxation avec respiration guidée.

↘ Exercice 1 : le ballon

Préparation : allongez-vous sur le sol et placez la paume de votre main droite sur le ventre, juste en dessous de l'ombilic, la paume de l'autre main sur votre poitrine.

- Maintenant, respirez calmement et le plus profondément possible.
- Soyez détendu, ne cherchez pas à agir sur le rythme respiratoire. Laissez la respiration s'amplifier d'elle-même au fur et à mesure de votre détente. Soyez l'ami de votre souffle, prenez plaisir à sentir sous vos mains les flux et reflux de l'inspir et l'expir.
- Laissez vos pensées s'écouler naturellement sans chercher à les entretenir.
- Concentrez-vous sur la respiration et sur le contact de vos mains qui diffusent petit à petit une douce sensation de chaleur.
- Puis laissez les mains dans leur position, ou reposez-les le long du corps, paumes tournées vers le ciel.
- Imaginez que vous êtes un gros ballon qui se gonfle et se dégonfle au rythme régulier de votre respiration.
- Votre souffle gonfle tout votre corps jusqu'à l'extrémité des doigts et des orteils.
- Observez ce ballon sans rien faire.
- Relâchez toutes vos tensions, imaginez vos soucis se dissiper avec l'air qui s'échappe du ballon.

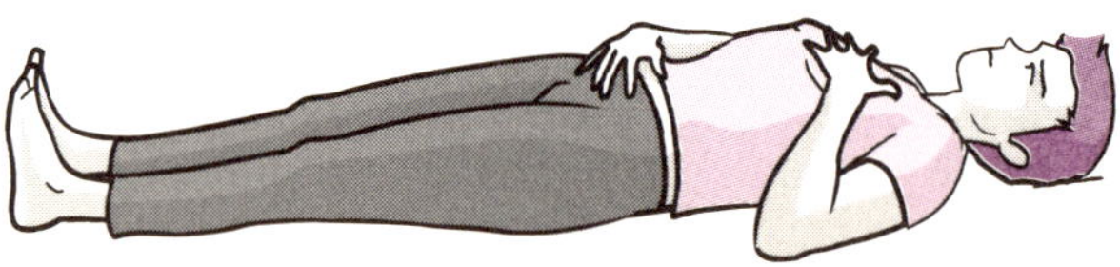

↘ Exercice 2 : le souffle du cône

Cet exercice peut se pratiquer n'importe où, il suffit d'être assis sur une chaise, ou en tailleur sur le sol, le dos bien droit, la sangle abdominale contrôlée. Il fait partie des techniques utilisées par certains grands yogis pour se purifier et atteindre le calme mental.

- Commencez par faire six inspirations et expirations courtes et superficielles, suivies de deux très longues expirations.
- Placez vos mains sur les genoux ou posez les paumes en contact de votre abdomen sous le nombril.
- Imaginez un cône ayant une base infinie dans le ciel et sa pointe au-dessus de votre tête.
- Sur l'inspiration, visualisez que vous absorbez l'énergie de l'univers telle une tornade qui s'engouffre en tourbillonnant dans cet entonnoir géant.
- Bloquez l'air quelques instants pour permettre à cette énergie de se diffuser dans tout votre corps.
- Sur l'expiration, toutes les tensions et les émotions négatives s'échappent lentement par le cône du centre de votre tête pour se dissiper dans l'atmosphère avec une spirale inverse.
- Pratiquez cet exercice une dizaine de minutes.

VARIANTE

- Imaginez que la pointe du cône se situe entre vos deux sourcils (au niveau du troisième œil).
- Le cône est maintenant divisé en deux parties, l'une gauche représentant le pôle féminin, l'autre droite le pôle masculin. Visualisez votre respiration sur chaque partie du cône. Appréciez les ambiances différentes.
- Si vous manquez d'énergie, de tonus, respirez avec l'ambiance droite solaire au niveau de la partie droite du cône reliée à votre narine droite.
- Si vous êtes survolté, trop actif, ne tenant pas en place, visualisez l'ambiance lunaire du côté gauche du cône correspondant à votre narine gauche.
- Grâce à cet exercice, les yogis affirment que l'on peut agir sur son état psychologique profond pour se dynamiser ou pour lâcher prise.
- Pratiquez une dizaine de minutes.

À NOTER

Ces exercices simples et très efficaces peuvent se faire facilement au cours de la journée, dans les transports en commun, entre deux activités, etc.

Relaxation en tension-détente

Les exercices suivants se servent d'une mise en tension préalable du corps et de tous les muscles afin d'obtenir un relâchement et une détente plus profonde toujours associée à la respiration.

↘ Exercice 1

- Placez-vous debout, jambes écartées de la largeur des épaules, dos droit, épaules relâchées.
- Commencez par faire quatre respirations profondes.
- Puis placez les bras à la verticale de chaque côté de votre tête, tout en inspirant. Les poumons gonflés à bloc, serrez maintenant les poings très fort en tendant au maximum tout votre corps avec la respiration bloquée.
- Relâchez sur l'expiration en laissant tomber d'un seul coup et naturellement les bras.
- Recommencez le cycle 4 à 8 fois sur une nouvelle respiration.

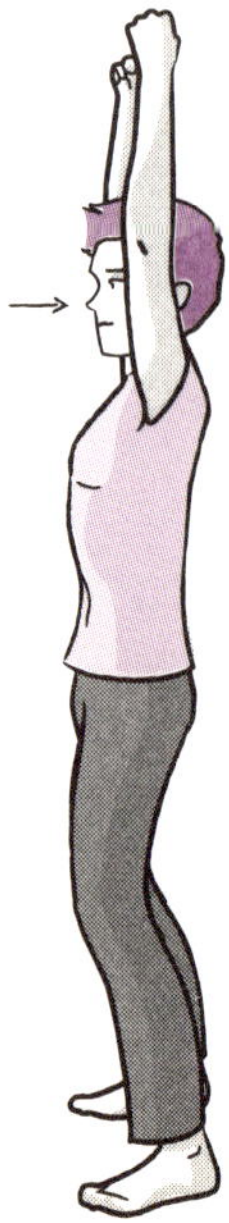

↘ Exercice 2

- Même position de départ que l'exercice précédent avec les jambes demi-fléchies.
- Placez vos deux mains paumes tournées vers la poitrine, le bout des doigts en contact, coudes décollés du torse, avant-bras parallèles au sol.
- Sur l'inspiration, écartez lentement les bras à l'horizontale, tout en tendant les jambes.
- Dès que vous ne pouvez plus inspirer d'air, poussez en bloquant le souffle au maximum sur les doigts et les pieds.
- Relâchez sur l'expiration en revenant à la position du départ.

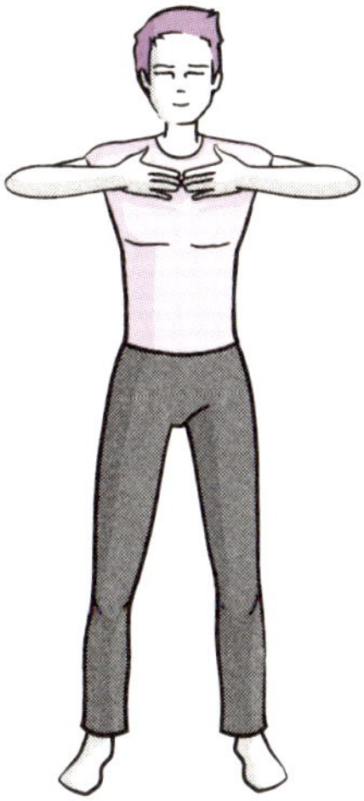

VARIANTES

Cet exercice en tension-détente, rythmé sur la respiration, peut se pratiquer de la même manière avec différentes positions des bras.

- Bras tendus sur l'arrière, paumes de mains tournées vers le haut.
- Bras tendus le long du corps, bras tendus sur le devant, doigts tournés vers le ciel.

Gardez toujours un temps pour bloquer le souffle en poussant au maximum dans les mains et les pieds avant de relâcher sur l'expiration et de revenir à la position de départ.

↘ Exercice 3

Il s'effectue allongé sur le sol.

- Sur l'inspiration, portez vos deux bras tendus derrière la tête.
- En bloquant le souffle, poussez au maximum sur le bout des doigts tout en tirant les orteils vers vous.
- Relâchez sur l'expiration en revenant au point de départ et en ramenant lentement vos bras le long du corps.
- Pratiquez ainsi sur quatre respirations minimum.

VARIANTE

- Placez vos doigts croisés derrière la nuque, inspirez profondément.
- Sur la rétention du souffle, amenez au maximum le menton contre la poitrine en soulevant votre tête en vous aidant de vos mains.
- Tirez les orteils vers vous.
- Relâchez en revenant doucement à la position de départ.
- Pratiquez sur quatre respirations minimum.

À NOTER

La tension maximale s'effectue avec la rétention du souffle et que l'expiration se fait naturellement en relâchant tout le corps.

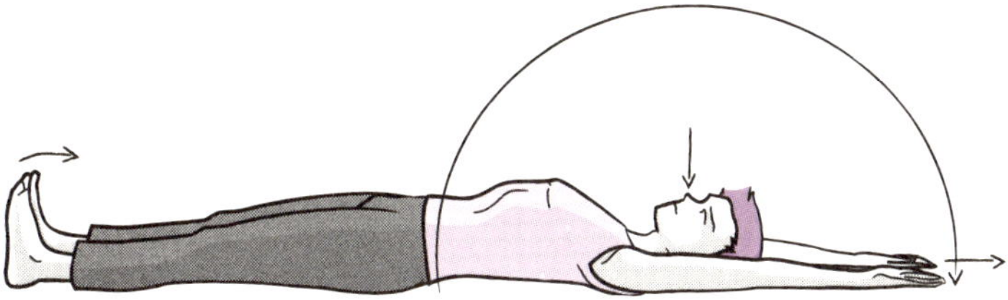

Exercice 3

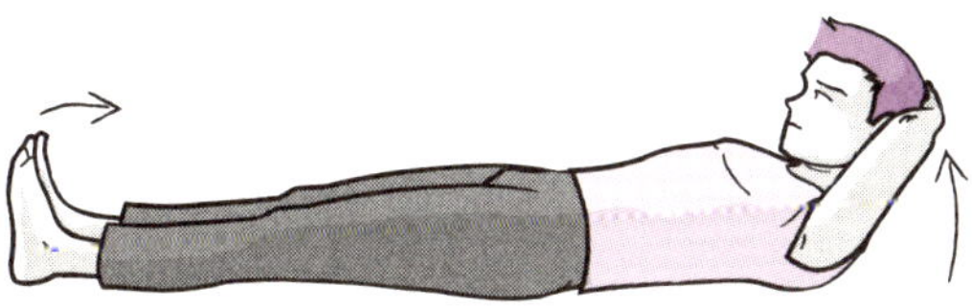

Variante

Respiration et visualisation créatrice

La visualisation associée à la respiration profonde est un puissant moyen de détente et de relaxation, les images mentales venant renforcer l'action physiologique liée à la respiration.

Ces exercices sont différents des techniques de visualisation utilisées en rebirth. Cette fois, la respiration est ample et profonde non reliée ; l'objectif ici n'est pas de travailler sur d'anciens traumatismes mais d'apporter au corps comme au mental détente et repos dans une agréable sensation de bien-être.

Exercice 1 : la détente

- Prenez un moment au calme pendant une vingtaine de minutes au minimum, dans une pièce bien aérée.
- Vous pouvez utiliser un matelas pour être plus confortable, mais celui-ci doit être suffisamment ferme. Munissez-vous d'une couverture pour le cas où vous auriez froid.
- Sans vous préoccuper de la respiration, commencez par observer votre souffle.
- Est-il rapide, lent, régulier, saccadé, superficiel, profond ?
- Après ces quelques instants, passez maintenant en revue chaque partie de votre corps lentement et à votre rythme en imaginant qu'une douce chaleur s'y diffuse et y apporte la détente :

  – les muscles de votre visage, la mâchoire, le nez, les joues, les sourcils, le front ;

  – le cou, les épaules, puis les omoplates ;

  – les bras, les mains, les doigts ;

  – le haut du dos, le milieu du dos, le bas du dos ;

  – la poitrine, le ventre ;

  – le pubis, les fesses ;

  – les hanches, les cuisses ;

  – les genoux, les mollets ;

  – les pieds, les orteils.
- Après ce tour d'horizon, observez à nouveau votre respiration.

  – A-t-elle changé ?

  – Quel est son rythme, sa profondeur, son amplitude ?

Si vous avez pratiqué efficacement votre relaxation, vous devez maintenant ressentir un profond sentiment de détente, de bien-être, une chaleur bienfaisante envahir toutes les parties de votre corps. Votre respiration est devenue calme, profonde et régulière.

Exercice 2 : les visualisations de repos

Maintenant que vous êtes bien détendu avec une respiration calme et profonde, utilisez les images mentales suivantes pour augmenter encore votre état de relaxation.

Ces trois exemples proposés ici peuvent vous servir de base pour votre détente mais vous pouvez également imaginer d'autres scènes ou images. L'essentiel est qu'elles soient synchronisées sur votre souffle et qu'elles vous apportent une sensation de bien-être et de détente.

↘ La mer

- Imaginez que vous êtes allongé sur le bord d'une plage.
- Votre respiration se rythme sur le flux et le reflux des vagues qui viennent s'échouer sur le rivage.
- À l'expiration, les vagues déferlent longuement et régulièrement sur le sable, puis repartent vers les grands fonds à l'inspiration.

↘ Les nuages

- Dans cet exercice, vous imaginez les nuages dans le ciel qui se déplacent lentement au gré de la brise d'air qui est le souffle de votre respiration.

↘ Le jardin fleuri

- Cette visualisation n'est plus centrée sur le rythme de votre respiration comme les deux précédents mais sur la qualité du souffle.
- Imaginez que vous respirez le subtil parfum d'un jardin fleuri ou d'un champ de fleurs.
- Cette odeur très agréable pénètre dans chaque cellule de votre corps.
- À chaque respiration, votre plaisir s'amplifie tandis que votre respiration se calme de plus en plus.

Programme 6

Faire le plein d'énergie

Cette nouvelle série comporte des exercices qui utilisent la respiration pour la remise en forme et faire le plein d'énergie. Si vous vous sentez fatigué, sans tonus, pratiquez régulièrement ce programme pendant 15 à 20 minutes par jour. Très vite vous en constaterez les bienfaits sur votre vitalité.

Qu'est-ce que le prana ?

Pour les yogis, le « prana » représente la somme globale de toutes les énergies de l'univers. Il peut prendre plusieurs formes manifestées, comme l'air ou la nourriture que nous assimilons. L'ensemble de ces énergies transformées constitue notre corps « subtil » ou « énergétique » appelé « corps pranique » par les yogis.

À la différence de l'influx nerveux qui court le long des nerfs, du sang dans les réseaux vasculaires ou de la lymphe dans le système lymphatique, le « prana » circule dans un réseau privilégié de « nadis » (canaux d'énergie) qui sont répartis sur l'ensemble de l'organisme. Ce réseau comporte un total de 72 000 canaux énergétiques.

La médecine chinoise décrit aussi des réseaux préférentiels pour la circulation de l'énergie ; ce sont les méridiens d'acupuncture. L'homme symbolisé traditionnellement entre le ciel et la terre se recharge en énergie avec sa respiration, son alimentation, et ses humeurs psychiques.

D'autres cultures utilisent encore des systèmes différents mais l'on retrouve presque toujours ce type de réseaux au sein duquel la respiration joue un rôle primordial pour le dynamisme vital de l'homme. Même si sur un plan scientifique ces réseaux « nadis » et « méridiens » n'ont pas de réalité anatomique et qu'il n'y ait pas de preuves tangibles de leur existence physiologique, tout le monde peut constater néanmoins la correspondance entre respiration et état de santé.

Les malades et les personnes en fin de vie ont une respiration faible, superficielle, irrégulière, peu ample. À l'inverse, une personne en excellente forme physique respirera pleinement, profondément avec tous ses étages respiratoires.

La respiration est source de vitalité. Une respiration ample et profonde apporte une meilleure oxygénation des tissus.

Mais elle est également source d'une énergie immatérielle, subtile, le « Qi », bien connu depuis des siècles de la médecine chinoise et des yogis.

Contracter le plancher pelvien

Les yogis utilisent l'image suivante pour faire comprendre l'importance du plancher pelvien. Imaginez que vous remplissez un sac jusqu'à son bord avec de lourdes provisions. Celui-ci doit avoir un fond solide pour ne pas se déchirer sous le poids de l'ensemble. De même quand vous remplissez votre corps d'une respiration profonde et pleine d'énergie, le fond doit être puissant et solide pour la contenir.

Ce plancher pelvien, représentant le fond de notre sac, se compose des muscles releveurs de l'anus et des muscles du coccyx. Sa bonne tonicité aide à maintenir les organes abdominaux, permet de résister à la pression respiratoire, accroît la tonicité sexuelle, dynamise les énergies du corps. Un point d'acupuncture très important est le Huijin, la « Porte de la Vie et de la Mort » qui se situe entre les testicules et l'anus pour l'homme ou entre le vagin et l'anus pour la femme.

Ces exercices sont plus confortables à pratiquer assis en tailleur sur le sol. Vous pouvez vous aider en plaçant vos deux mains sur les genoux en appuyant sur celles-ci quand vous rentrez le ventre et pratiquez la contraction pelvienne.

↘ Exercice 1

- Faites une profonde inspiration, puis bloquez le souffle en contractant l'anus au maximum pendant plusieurs secondes.
- Relâchez sur l'expiration.
- Pratiquez 20 respirations avec contraction.

VARIANTE

Expirez tout en gardant la contraction. Pratiquez, dès que la respiration est bloquée, une série de 10 contractions-relâchements successifs.

↘ Exercice 2

- Sur la rétention du souffle, contraction de l'anus. Rentrez le ventre au maximum comme si vous vouliez qu'il touche votre colonne vertébrale, et abaissez le menton sur la poitrine.
- Puis relâchez le souffle lentement sur l'expiration en revenant à la position initiale.

Apprendre à diriger le souffle

Voici un exercice très important du yoga Pranayama, dit « yoga du souffle ». Il permet de stimuler l'énergie du corps et, aux dires de vieux maîtres, de traiter certaines maladies. Les yogis disent : « Où la pensée va, l'énergie va. »

↘ Exercice 1

- Placez-vous assis sur une chaise ou au sol en tailleur (demi-lotus ou lotus), le dos bien droit, la sangle abdominale légèrement contractée.
- Inspirez doucement par les deux narines en imaginant que vous vous remplissez d'énergie. Inspirez complètement et le plus possible.
- Bloquez votre souffle le plus longtemps possible en plaquant le menton sur la poitrine, en contractant l'anus et en rentrant le ventre.
- Regardez la zone située entre le sternum et le nombril et imaginez que toute l'énergie inspirée se concentre à cet endroit.
- Expirez en relâchant doucement la position précédente. Imaginez que toute l'énergie concentrée dans le ventre se diffuse tel un courant dans tout le corps.
- Restez quelques secondes à vide d'air avant de reprendre votre respiration.
- Pratiquez le même cycle pendant une dizaine de minutes au moins, en restant concentré sur la respiration et sur les images mentales d'énergie.

COMME EXERCICE CURATIF

Si vous souffrez d'une affection particulière, imaginez que vous dirigez le souffle, chargé d'énergie bénéfique, à cet endroit précis. La douleur se dissipe et le flux respiratoire traite la zone ou l'organe affecté.

↘ Exercice 2 : respirer la lumière

- Procédez de façon identique à l'exercice précédent.
- Cependant, avec votre respiration, visualisez maintenant de la lumière pénétrer et se diffuser dans tout votre corps. Libre à vous de choisir une couleur si vous le désirez selon vos goûts et votre humeur. Le jaune et l'orange sont toutefois plus énergétiques. Le bleu calme, tandis que le rouge excite.
- Visualisez cette lumière de couleur pénétrer dans tout votre corps à l'inspiration, se concentrer un moment sur la rétention du souffle. Puis laissez ensuite la lumière se diffuser doucement aux extrémités des doigts et des orteils sur l'expiration.

↘ Exercice 3 : les sphères d'énergie

Cet autre exercice de Pranayama fait également appel à une image mentale d'énergie associée au rythme de la respiration.

- Installez-vous dans la même position que précédemment.
- Imaginez que vous remplissez avec votre souffle une sphère d'énergie située au niveau de votre gorge.
- Chaque nouvelle respiration la rend un peu plus lumineuse, un peu plus brillante et dégageant de plus en plus de chaleur.
- Après quelques minutes de respiration à ce niveau, cette boule de feu descend le long de la face antérieure de votre corps jusqu'au-dessus du nombril. À cet endroit, elle grossit encore un peu plus toujours grâce à l'énergie recueillie par la respiration.
- Ensuite, après quelques minutes de cette nouvelle étape, elle descend encore un peu jusque sous le nombril pour se loger dans le bas-ventre.
- Là, elle grandit encore pour devenir un véritable soleil qui irradie jusqu'à l'extérieur de votre corps.
- Petit à petit, vous devenez vous-même cette boule de lumière et de feu.
- Restez concentré sur cette image et sur votre respiration qui est libre, calme et profonde.

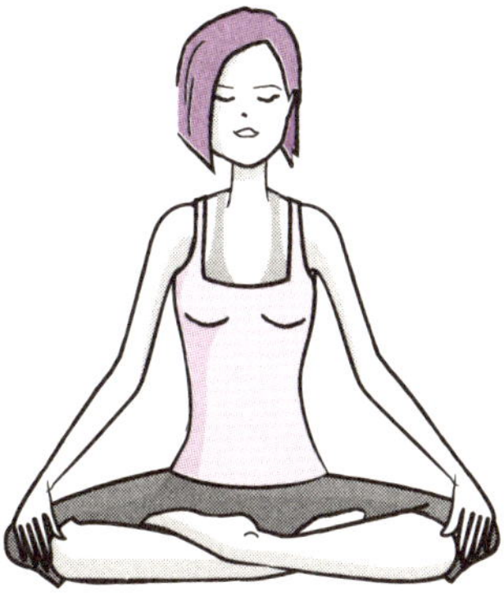

La respiration du feu

Cette technique hautement énergétique est très tonifiante. Elle peut paraître difficile au début et faire tourner la tête mais, avec la pratique, vous pourrez l'exécuter sans effort pour en tirer tous les bienfaits. Cette respiration permet de recharger le corps en « prana », évacue le stress et les tensions. Il n'est pas recommandé de la pratiquer le soir car elle est trop dynamisante et peut empêcher l'apparition du sommeil.

↘ Phase 1

- Assis au sol ou sur une chaise, dos droit, nuque étirée.
- Respiration abdominale rythmée avec des mouvements rapides de l'abdomen qui se gonfle légèrement à l'inspir pour se contracter vigoureusement sur l'expir.
- Le rythme est de 1 à 2 respirations par seconde.
- Le souffle émis puissamment par le nez émet un son caractéristique qui facilite le contrôle respiratoire.
- Faites l'exercice au moins 3 minutes.

↘ Phase 2

- Rétention du souffle en rentrant au maximum le ventre, contractant l'anus, abaissant le menton sur la poitrine.
- Gardez l'air bloqué le plus longtemps possible puis relâchez l'air.
- Recommencez encore une fois, puis allongez-vous pour vous relaxer.
- Pratiquez en moyenne 5 à 10 minutes au début, plus longtemps quand vous en aurez l'habitude.

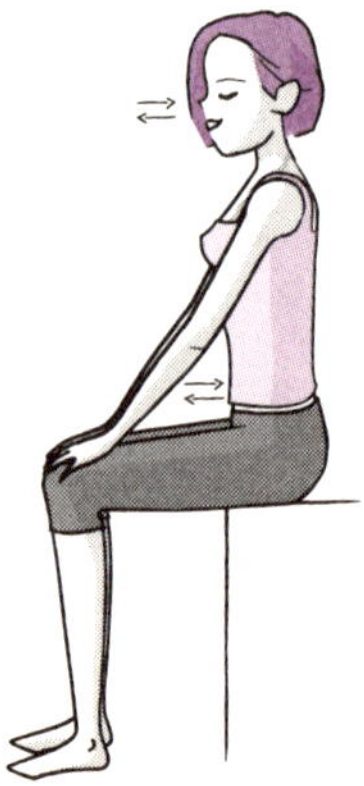

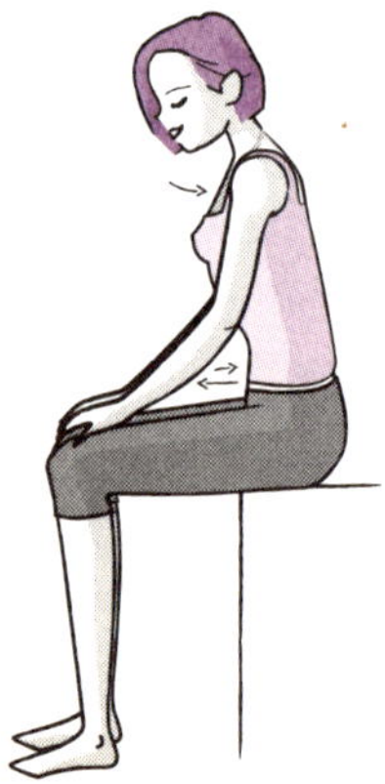

La respiration tonifiante

Cet exercice peut être confondu avec le précédent. Toutefois, les différences sont importantes. Dans la respiration du feu, l'accent est mis sur l'expiration qui s'effectue en rafales successives, brèves et bruyantes ; l'inspiration qui fait gonfler légèrement le ventre est totalement passive. Dans la respiration tonifiante, c'est l'inspiration qui est active et l'expiration passive.

Cet exercice et le précédent ont des effets similaires. Cependant, le premier, à expiration active, est plus efficace comme anti-stress, tandis que celui-ci, à inspiration active, est plus tonifiant. Essayez chacun d'eux et adoptez celui qui vous convient le mieux.

↘ Exercice

- Position du corps identique à l'exercice précédent.
- Inspirez l'air par petites bouffées rapidement et en rythme. Le son de l'air entrant dans les narines vous permet de régler la vitesse d'exécution.
- L'expiration suit le rythme mais elle est passive.
- Après quelques minutes, faites une rétention du souffle avec contraction de l'abdomen, de l'anus, et appliquez le menton sur la poitrine.
- Pratiquez ainsi comme l'exercice précédent au rythme d'une respiration par seconde pendant 5 à 10 minutes.
- Relaxez-vous, ensuite allongez-vous sur le sol pendant plusieurs minutes.

Relier le ciel et la terre

Ce exercices de gymnastique chinoise associent des mouvements du corps avec la respiration. Ils harmonisent les énergies du corps en reliant les pôles yin et yang du ciel et de la terre.

Exercice 1

Phase 1

- Départ debout, jambes écartées de la largeur des épaules, jambes légèrement pliées, dos droit, tête dans l'axe du corps, mains jointes à la hauteur de la poitrine.
- Tandis que la main gauche monte à la verticale au-dessus de la tête, la droite s'abaisse en direction du sol jusque sur la face interne de la cuisse.
- Sur chaque inspir et expir, alternez ainsi les mouvements des bras.
- Pratiquez 9 mouvements complets avec respiration.

Phase 2

- Au neuvième mouvement, gardez les deux bras en l'air.
- Maintenant sur l'expiration, descendez simultanément les deux bras vers le sol.
- Remontez à la position initiale sur l'inspiration et ainsi de suite.
- Pratiquez la phase 2 sur 9 respirations complètes.

VARIANTE : LA FONTAINE

Cet exercice reprend la phase 2 de l'exercice 1, associée dans cette variante à une visualisation.

- Imaginez en suivant les mouvements de vos bras et le rythme de la respiration qu'une fontaine d'énergie s'écoule du ciel sur le sommet de votre tête parcourant tout votre corps, se diffusant au fur et à mesure de la descente de vos mains vers le sol.
- Reprenez l'exercice plusieurs fois en abaissant les bras le plus lentement possible sur l'expiration.
- Inspirez en remontant les bras vers le ciel, à la source du flux d'énergie.
- L'expiration doit être en moyenne deux fois plus longue que l'inspiration.

Phase 1

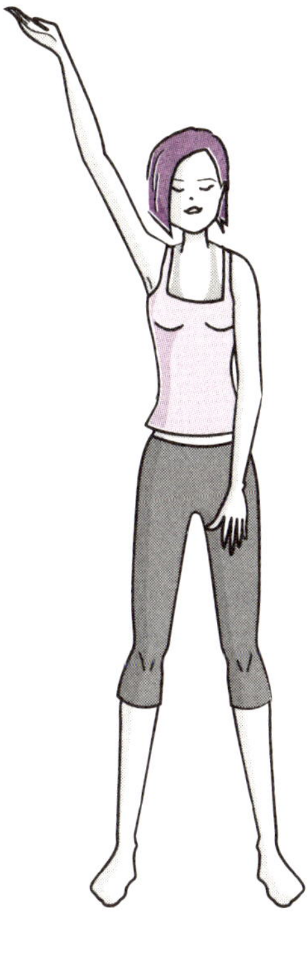

Phase 2

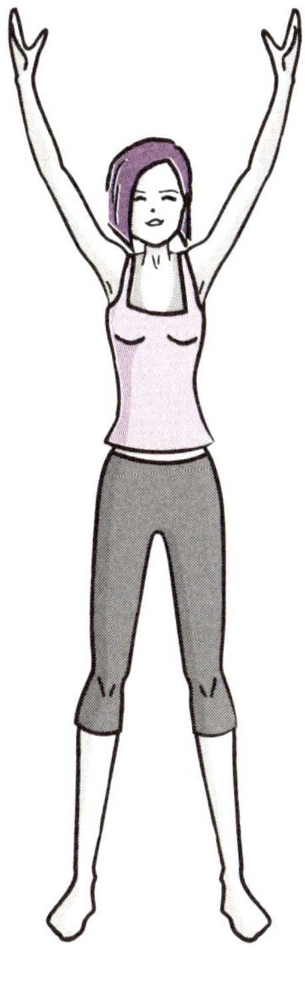

À NOTER

À la descente, les mains sont paumes ouvertes dirigées vers vous, chacune parcourant l'hémicorps correspondant.

Exercice 2 : ouverture – harmonisation

Dans cet exercice, imaginez que l'énergie et le souffle partent du centre de la poitrine pour s'ouvrir vers l'extérieur, au monde et aux autres. Cet exercice est très efficace sur le plan psychologique pour les gens timides ou ayant du mal à communiquer avec les autres.

- Debout, jambes écartées de la largeur des épaules, placez vos deux mains paumes ouvertes vers l'avant, devant la poitrine.
- Sur l'expiration, les paumes s'ouvrent tandis que vous écartez lentement les bras à l'horizontale comme si vous vouliez accueillir quelqu'un dans vos bras.
- Revenez à l'inspiration à la position initiale, puis recommencez l'exercice.
- Pratiquez 5 à 10 minutes.

À NOTER

- L'expiration est également deux fois plus longue que l'inspiration.
- Restez concentré sur la respiration et l'image mentale d'ouverture.

POUR FINIR L'EXERCICE

Relaxez-vous en vous allongeant sur le sol, les deux mains sur la poitrine. Ressentez tous les bénéfices apportés par cet exercice, détendez-vous, décrispez la mâchoire dans un demi-sourire

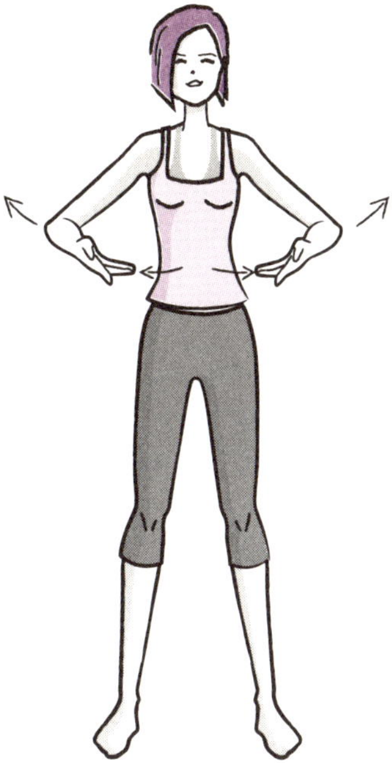

Position de départ

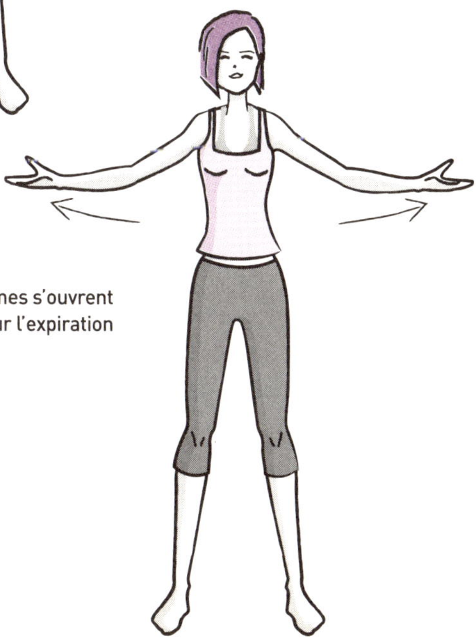

Les paumes s'ouvrent
sur l'expiration

Gymnastique respiratoire

Si vous manquez de temps pour pratiquer pleinement certains des exercices des six programmes proposés plus haut, voici deux programmes guidés et des enchaînements qui vous aideront dans la mise en route de votre gymnastique respiratoire.

Programme de 15 minutes

Nous vous proposons ici un exemple d'enchaînement d'exercices pour une pratique régulière basée sur 15 minutes par jour. Vous pouvez garder ce schéma de base et varier les exercices en vous aidant des exemples décrits dans cet ouvrage. Ce programme comporte 5 exercices de 2 minutes chacun et 5 minutes de méditation.

↘ 2 minutes

Observation de la respiration en position assise ou allongée (voir exercice page 35).

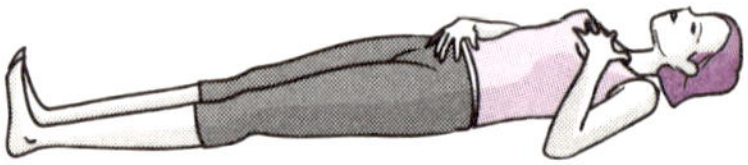

↘ 2 minutes

Respiration alternée (voir exercice page 73).

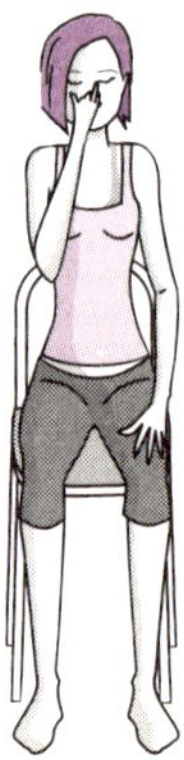

↘ 2 minutes

Respiration avec rétention du souffle, contraction du plancher pelvien, ventre rentré au maximum (voir exercice page 113).

↘ 2 minutes

Respiration par paliers (voir exercice page 86).

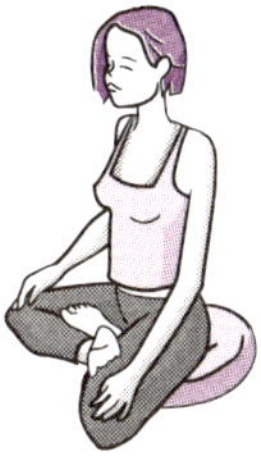

↘ 2 minutes

Relaxation avec des exercices de visualisation (voir exercice page 109).

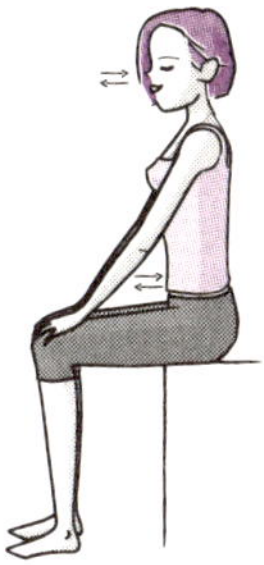

↘ 5 minutes

Méditation avec point de concentration sur le bout du nez et au nombril (voir exercice page 177).

CONSEILS

- Soyez régulier si vous désirez obtenir des effets bénéfiques. Il est préférable de faire 15 minutes par jour que deux heures un jour dans la semaine.
- Soyez patient, allez à votre rythme.
- Portez des vêtements amples et légers.
- Pratiquez dans une pièce calme et aérée.

Programme 30 minutes par jour

Ce programme comprend 15 minutes en position debout, et 15 minutes en position assise, soit un total de 30 minutes.

➔ En position debout

↘ 2 minutes

Étirement en tension-détente (voir exercice page 104).

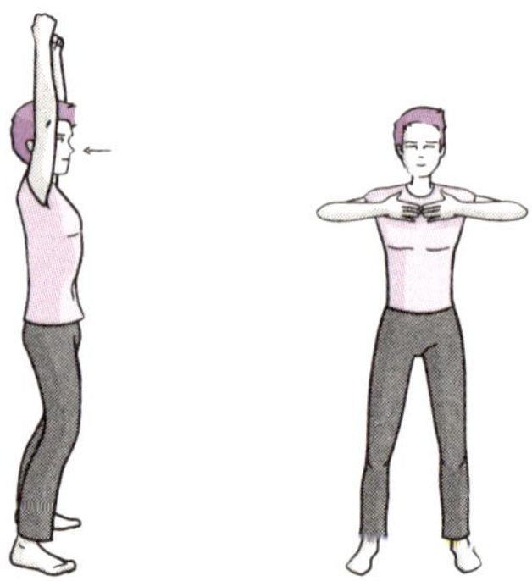

↘ 2 minutes

Relier le ciel et la terre (voir exercice page 118).

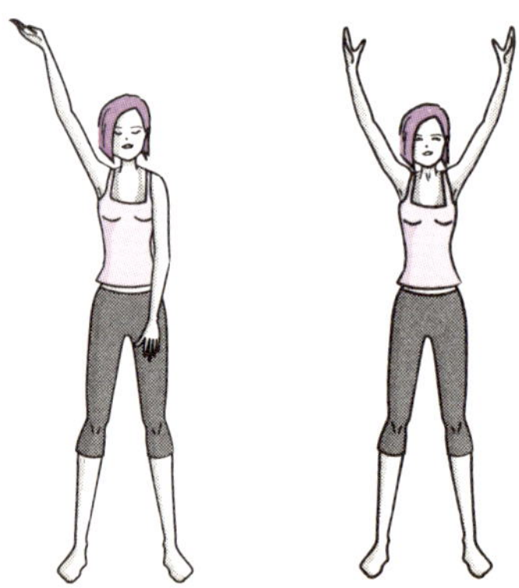

↘ 2 minutes

Ouverture – harmonisation (voir exercice page 120).

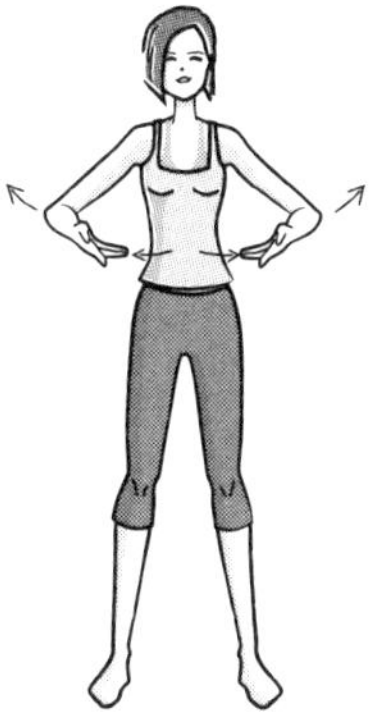

↘ 2 minutes

Relâchez les épaules (voir exercice page 40).

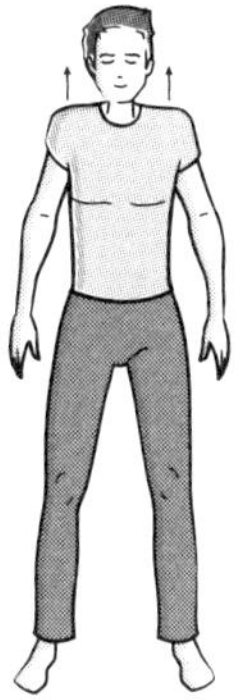

↘ 2 minutes

Émission d'un son continu sur l'expiration (voir exercice page 166).

↘ 2 minutes

20 respirations reliées cycliques (voir exercice page 156).

↘ 3 minutes

Relaxation debout ou allongé sur le sol avec ou sans visualisation.

En position assise

Une variante du programme précédent...

2 minutes

Exercice de respiration carrée (voir exercice page 82).

2 minutes

Exercice de rétention de souffle (voir exercice page 70).

2 minutes

Exercice du serpent (voir exercice page 99).

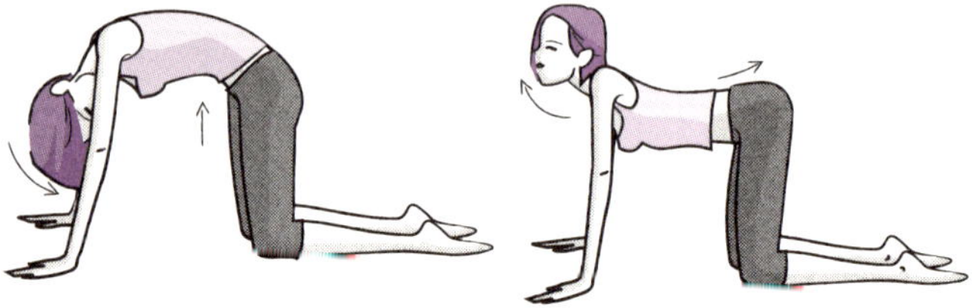

2 minutes

Dessin du triangle (voir exercice page 174).

RAPPEL

- Soyez régulier si vous désirez obtenir des effets bénéfiques. Il est préférable de faire 15 minutes par jour que deux heures un jour dans la semaine.
- Soyez patient, allez à votre rythme.
- Portez des vêtements amples et légers.
- Pratiquez dans une pièce calme et aérée.

↘ 2 minutes

Respiration du feu (voir exercice page 116).

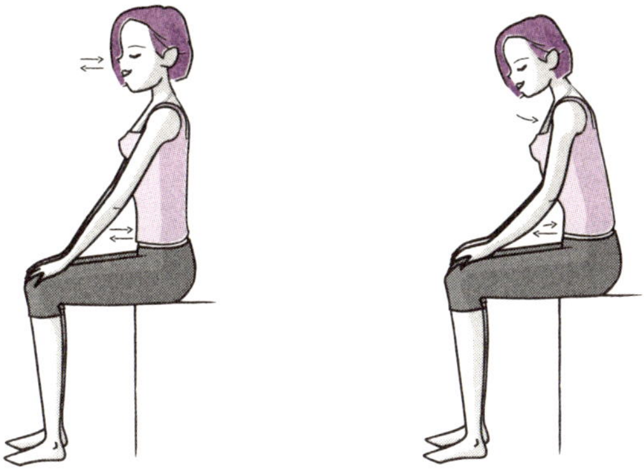

↘ 2 minutes

20 respirations reliées cycliques (voir exercice page 156).

↘ 3 minutes

Relaxation, allongé au sol avec visualisation créatrice (voir exercice page 109).

Enchaînements respiratoires complets

Cette série d'enchaînements propose des mouvements corporels sur une respiration complète. Ils sont très bénéfiques pour la santé et peuvent se pratiquer en alternance avec les précédents programmes de 15 ou 30 minutes par jour.

Enchaînement n° 1

Pratiquez 8 respirations en suivant cet enchaînement.

Préparation

- Asseyez-vous sur le sol en tailleur, jambes croisées (en demi-lotus ou lotus), dos droit, visage détendu, mâchoire desserrée.
- Placez la paume de la main gauche sur celle de la main droite. Les extrémités des deux pouces se touchent et reposent contre le bas du ventre.
- Videz vos poumons, contractez le ventre et le plancher pelvien, puis relâchez.

Inspiration en 3 temps

Inspirez en trois temps continus avec le mouvement des bras et des mains.

- Les paumes de mains se tournent face à l'abdomen sur l'inspiration ventrale.
- Les mains remontent jusqu'au niveau du plexus pendant la poursuite de la respiration thoracique, les coudes s'écartant légèrement.
- Les mains continuent leur ascension jusque devant le cou à la fin de l'inspiration sous-claviculaire. Les coudes sont écartés complètement, à l'horizontale, les extrémités des doigts se touchant.

Rétention du souffle

- Ouvrez les bras, puis pointez-les tendus vers le ciel. Relaxez-vous dans cette position d'ouverture en imaginant que votre corps se remplit d'énergie.
- Expiration en ramenant doucement les bras dans leur position de départ.
- Videz au maximum les poumons, contraction abdominale et de l'anus quelques secondes puis relâchez pour recommencer le cycle.

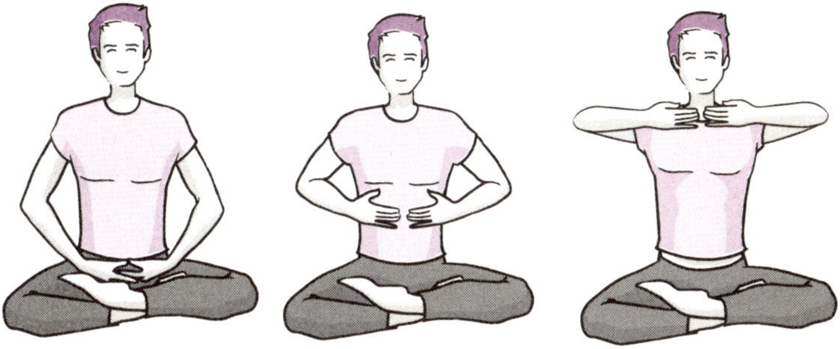

Inspiration en 3 temps

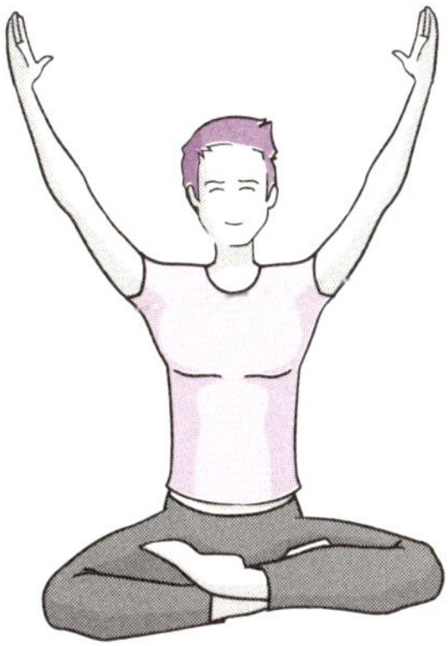

Rétention du souffle

EFFETS

Cette respiration complète améliore l'absorption d'oxygène ; elle est dynamisante et anti-stress. Elle est de plus un excellent exercice pour préparer à la méditation ou à la relaxation.

Enchaînement respiratoire n° 2

Cet enchaînement respiratoire se pratique en position assise comme le précédent mais à genoux, les fesses sur les talons. Le dos est bien droit, la tête dans l'alignement, les yeux légèrement clos ou mi-clos.

Préparation

- Placez les deux paumes des mains dirigées vers le ciel sur le haut de votre cuisse.
- Inspirez en imaginant que vous faites descendre votre respiration jusque dans les paumes.
- Expirez lentement et complètement.

Exercice

- Inspirez comme précédemment, puis continuez en écartant la main de chaque côté, paume dirigée vers le ciel **[1]**.
- Prolongez le geste jusqu'à ce que vos deux mains se rejoignent au-dessus de votre tête, doigts vers le ciel **[2]**. Le mouvement des bras accompagne la respiration sur ses trois étages : abdominale, thoracique et sous-claviculaire.
- Bloquez le souffle quelques instants en rentrant le ventre au maximum et en contractant le plancher pelvien.
- Relâchez sur l'expiration en faisant descendre les deux mains jointes jusque devant la poitrine **[3]**. Elles poursuivent le mouvement sur l'expiration devant l'abdomen en s'écartant pour revenir à la position de départ et se posent sur les cuisses.
- Restez poumons à vide quelques instants, puis reprenez le cycle. Pratiquez 8 respirations complètes avec cet enchaînement.

1

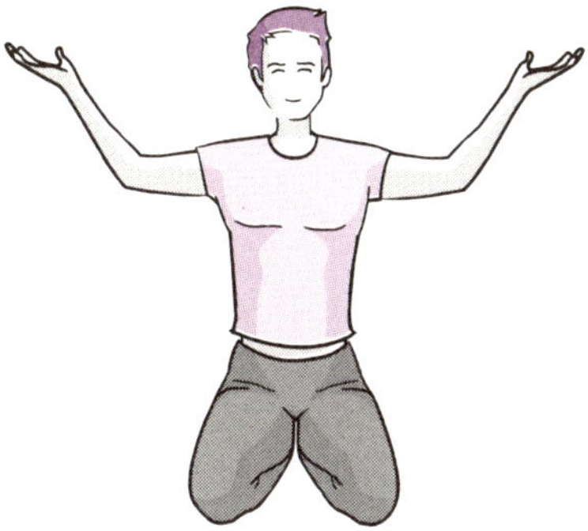

2

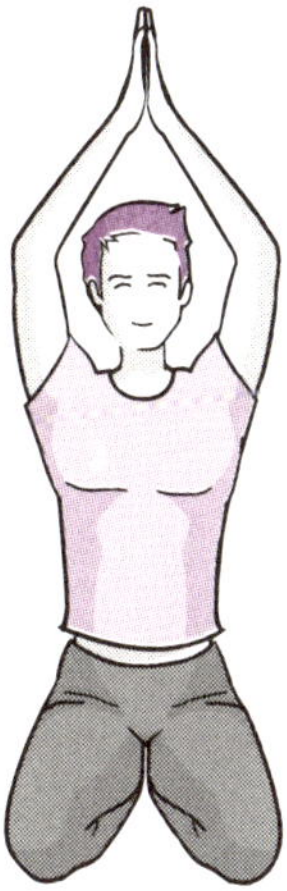

3

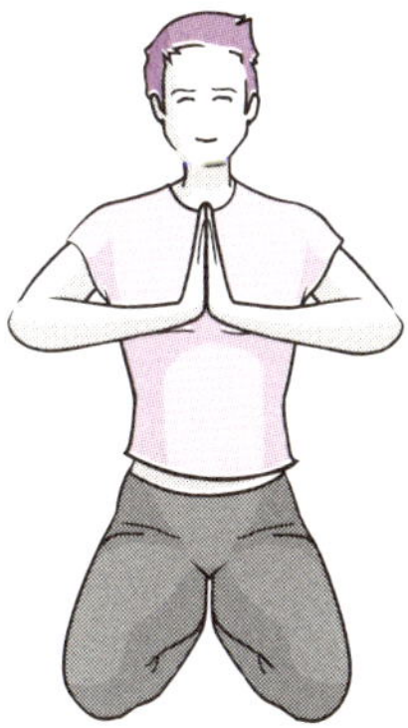

EFFETS

Les effets dynamiques et relaxants de cet exercice sont similaires à ceux de l'enchaînement précédent. Il est conseillé aux personnes souffrant de problèmes lombaires pour qui la position assise sur les talons est souvent plus confortable. Il aide à se centrer et développe la confiance en soi.

Enchaînement n° 3

Préparation

- Placez-vous debout, jambes écartées de la largeur des épaules, le dos droit, épaules relâchées, la nuque bien allongée.
- Sur l'inspiration, étendez les bras à l'horizontale, les poignets fléchis à 90°, doigts pointés vers le ciel ; poussez bien dans les paumes de mains.
- Relâchez la position sur l'expiration.

Exercice 1

- Même exercice que le précédent mais en tendant les bras vers le ciel, paumes ouvertes à 90°. Poussez au maximum sur les paumes des mains.
- Relâchez la position à l'expiration.

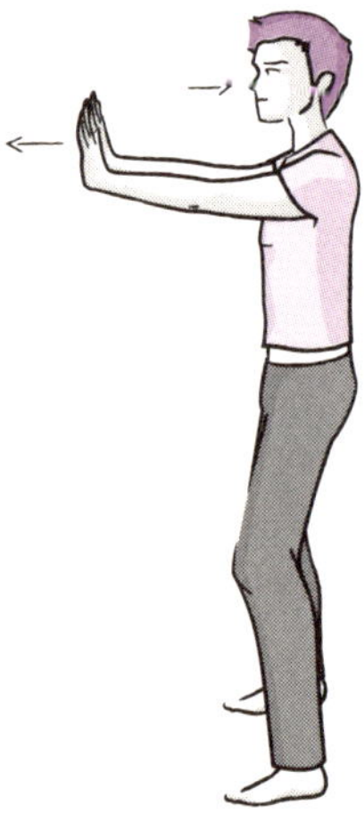

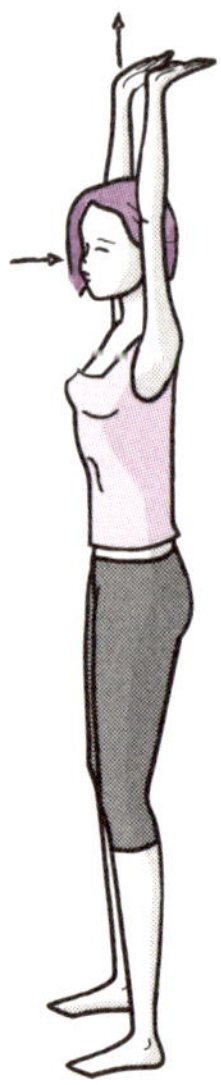

↘ Exercice 2

- Même exercice cette fois en direction du sol, poignets toujours fléchis à 90° ; poussez bien au maximum sur les mains.
- Relâchez la position à l'expiration.

↘ Exercice 3

- Même exercice, une main tendue devant la poitrine, l'autre dans le dos, le corps et la tête suivant la torsion. Le regard suit la main arrière.
- Relâchez la position à l'expiration et pratiquez de la même manière de l'autre côté.

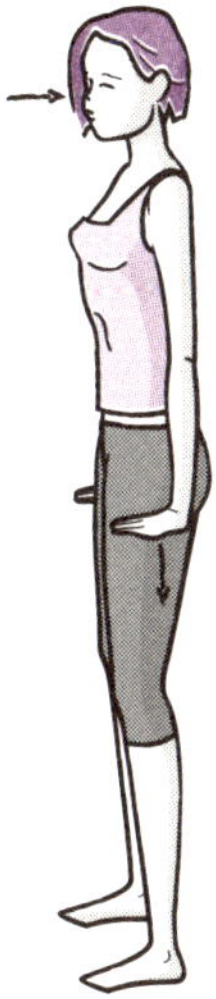

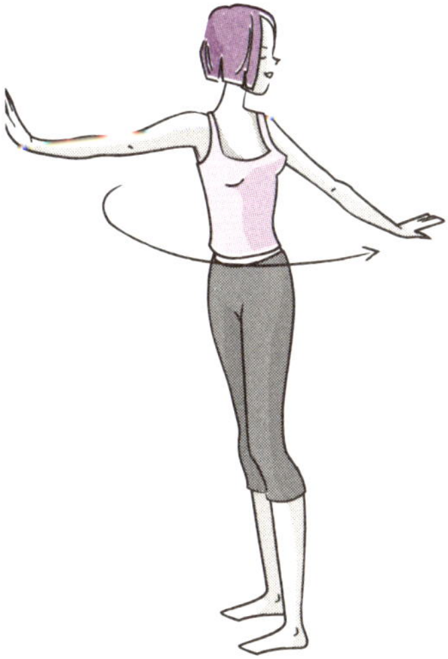

Enchaînement n° 4

- Détendez-vous quelques instants.
- Écartez les jambes un peu plus que la largeur des épaules, pieds bien en contact avec le sol.
- Videz complètement vos poumons.
- Inspirez en montant les bras vers le ciel, doigts tendus, les paumes se faisant face.
- Rétention de la respiration quelques instants.
- Fléchissez le buste à 90° vers l'avant, le dos bien droit dans l'axe du corps. Pendant ce temps, les deux bras se croisent selon votre degré de souplesse, chaque main venant se poser sur la cheville opposée à l'expiration.
- Restez quelques secondes à vide de souffle.
- Inspirez en redressant le buste et déroulez doucement le dos, vertèbre après vertèbre, décroisez les bras, puis venez dans le même temps les croiser dans le dos, paume de main droite reposant sur la fesse gauche, paume de main gauche reposant sur la fesse droite.
- Continuez l'inspiration en fléchissant la tête vers l'arrière et en poussant sur le menton en direction du ciel.
- Rétention du souffle quelques instants. Relâchez en revenant lentement à la position de départ.
- Pratiquez 6 à 8 respirations complètes de cette manière.

UNE RESPIRATION PURIFIANTE POUR FINIR

- Restez dans la même position, écartez légèrement les bras, paumes de mains ouvertes.
- Inspirez en fléchissant le buste dos droit, tandis que vos deux mains se rapprochent en longeant le sol comme si vous vouliez ramasser du sable au sol.
- Expirez en redressant le buste et en projetant vos mains vers le ciel comme pour envoyer la poignée de sable dans les étoiles, vos mains jointes en soucoupe longeant l'axe central antérieur du corps en passant devant la poitrine.

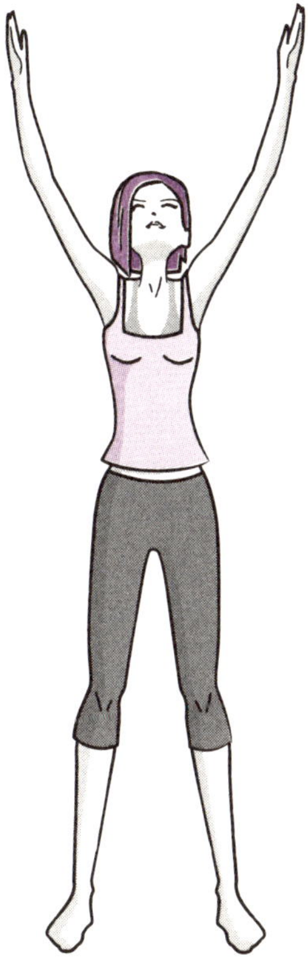

Inspirer en levant les bras

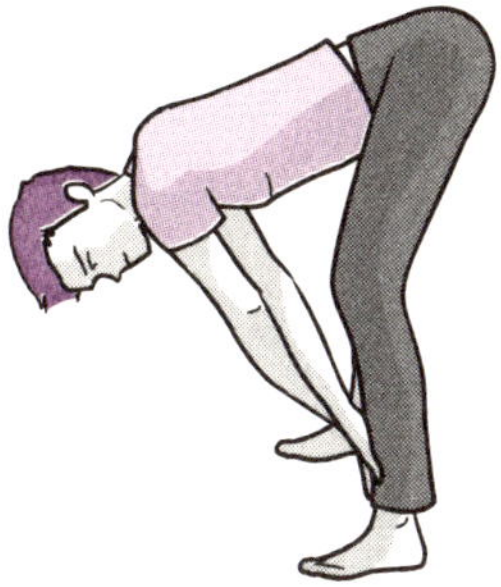

Expirer en fléchissant le buste

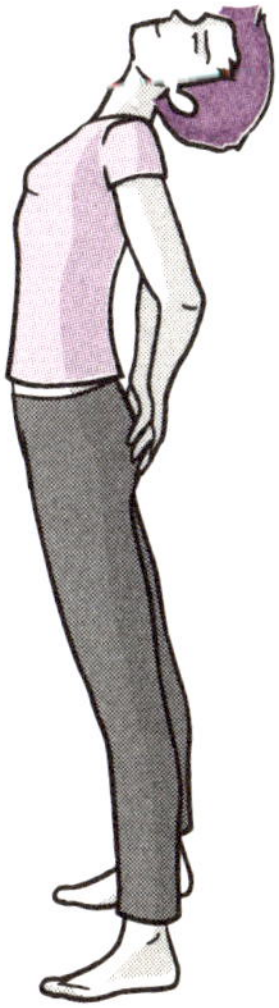

Inspirer en redressant le buste

Pour aller plus loin

Une fois que l'on a appris à bien respirer, l'ensemble des techniques évoquées dans les chapitres qui précèdent peuvent être adaptés selon les besoins spécifiques de chacun : améliorer ses capacités sportives, développer sa souplesse, gérer au mieux ses émotions, développer ses faciltés de concentration et d'attention. Nous terminons cette section par quelques exercices ludiques destinés aux enfants.

Respiration et pratique sportive

Lors de tout exercice physique, le corps doit adapter sa consommation d'oxygène aux besoins de combustion et de transformation des muscles.

L'oxygène est un véritable carburant dont la distribution est réglée par la mécanique ventilatoire grâce aux variations de rythme et de longueur du souffle. Plus vous serez capable d'apporter l'oxygène efficacement à votre organisme, plus vous réaliserez un exercice prolongé sans effort ni fatigue.

Les exercices proposés dans cet ouvrage sont un excellent complément à un entraînement sportif de fond pour le jogging, la marche, la natation, le cyclisme... Pour les sportifs de haut niveau, le travail sur la respiration est très profitable. Il améliore les capacités physiques, permet de récupérer plus vite dans l'effort. Il facilite la concentration, aide au contrôle des émotions et du stress.

Pour les personnes sédentaires comme pour les sportifs, une pratique régulière de gymnastique respiratoire sera source de vitalité et de dynamisme.

ÉVALUEZ VOTRE CONDITION PHYSIQUE

Dans quelle catégorie êtes-vous ?

Inactif

- Vous ne faites aucun sport.
- Vous travaillez derrière un bureau.
- Vous circulez la plupart du temps en voiture.

Moyennement inactif

Vous ne pratiquez aucun sport mais circulez à pied ou en métro.

Activité physique légère

- Vous pratiquez un sport de façon épisodique.
- Vous marchez régulièrement, faites du jogging une fois par semaine.

Activité physique intense

- Vous pratiquez un sport de manière assidue, 3 à 4 fois par semaine.
- Vous marchez régulièrement, faites du jogging 1 à 2 fois par semaine.

La marche et le jogging

Une enquête récente a montré que la marche se classe au deuxième rang des exercices physiques et sportifs les plus pratiqués par les Français, pour passer première en été avec les balades en forêt, le long des plages et sur les sentiers de grande randonnée.

Petit à petit, les citadins redécouvrent le plaisir de marcher, préférant de loin ce mode de locomotion au stress des embouteillages.

↘ Il y a marche et marche...

Certes, une promenade d'une demi-heure ou d'une heure dans une forêt aide à décompresser des soucis quotidiens et permet de s'aérer au grand air, la tête comme les poumons.

Toutefois, si vous désirez fortifier votre cœur, améliorer votre capacité respiratoire et votre endurance à l'effort, il vous faudra pratiquer régulièrement une marche plus sportive avec respiration rythmée et un travail spécifique. Le jogging représente également un excellent exercice physique pour améliorer sa condition physique et ses capacités cardio-vasculaires. Il est toutefois réservé à des sujets déjà entraînés car il nécessite un effort plus soutenu, avec quelquefois des répercussions dommageables au niveau dorso-lombaire.

↘ Quelques conseils

- Comme pour tout exercice physique, il est bon de connaître ses capacités physiques et ses limites avant de commencer.
- Allez doucement et à votre rythme ; un exercice trop intensif peut être dangereux si vous n'en avez pas l'habitude.
- Si vous souffrez de problèmes cardiaques, parlez-en à votre médecin.

FAITES LE TEST SUIVANT :

- Prenez votre pouls sur 15 secondes.
- Multipliez le chiffre obtenu par quatre, ce qui vous donne le nombre de battements par minute. Ensuite, soustrayez votre âge au nombre de 220. Exemple si vous avez 40 ans : 220 – 40 = 180. – Vous obtenez alors le nombre de pulsations minute que votre cœur ne doit pas dépasser.
- Sachez que durant l'exercice physique, vous devez vous situer à environ 70 % de vos capacités maximales pour rester dans une zone non dangereuse. Les personnes entraînées physiquement pourront monter jusqu'à 85 % de leurs capacités maximales.

La marche sportive rythmée

Nous avons étudié précédemment des exercices de respiration rythmée en position statique. La marche avec respiration rythmée est une adaptation dans l'effort de ce type d'entraînement. Connue depuis fort longtemps de certains peuples d'Afghanistan ou du Tibet, qui peuvent marcher en adaptant leur respiration de longues heures sans se fatiguer, ce type de marche sportive connaît aujourd'hui un grand succès surtout aux États-Unis.

Le principe

Il repose sur deux éléments principaux :

- La respiration est rythmée, cette fois non pas sur les battements cardiaques mais sur les pas de la marche.
- Le rythme varie selon l'adaptation à l'effort et particulièrement au pourcentage de pente du terrain.

Conseils

- Munissez-vous de vêtements et de chaussures adaptés à la marche, de manière à vous sentir confortable.
- Repérez à l'avance votre parcours d'entraînement, qui sera adapté à vos capacités physiques selon la longueur et le type de pente rencontrés.
- Au début, il peut vous sembler difficile de synchroniser respiration et marche. Comptez mentalement pour vous habituer. Petit à petit, avec la pratique, cela vous semblera naturel et deviendra automatique.
- Ne dépassez pas dans l'effort 70 % de votre capacité cardiaque maximale. Pour le savoir, prenez votre pouls régulièrement, ou munissez-vous d'une montre cardiomètre.
- Respectez bien les temps de marche.
- Accordez-vous une période de récupération de 10 à 15 minutes en reprenant votre respiration naturelle. Prenez votre pouls qui revient progressivement à sa pulsation de repos.

Les bienfaits de la marche sportive

- Renforce le système cardio-vasculaire.
- Augmente les capacités intellectuelles et la mémoire en favorisant l'oxygénation du cerveau.

- Brûle les calories superflues.
- Permet d'effectuer un exercice physique sans léser les articulations, les muscles et les os.
- Peut se pratiquer à tout âge.
- Améliore la circulation veineuse et régularise la tension artérielle.
- Améliore la ventilation et l'élasticité pulmonaire.
- Procure une désintoxication générale des toxines.
- Améliore la résistance cardiaque à l'effort.
- Améliore l'état nerveux et favorise un meilleur sommeil.

LE SAVIEZ-VOUS ?

- Sur un terrain plat, un homme de 70 kilos qui marche d'un bon pas brûle 360 calories par heure.
- Sur une pente de 1 %, la dépense diminue de 15 %, sur une côte, la dépense est multipliée par deux.
- Chez le sédentaire dans l'effort, le débit cardiaque peut passer de 60 ml à 100 ml à chaque pulsation, chez le sportif, il peut passer de 100 ml à 160 ml.
- Pendant l'effort, le nombre de globules rouges s'élève de 5 à 10 %.

↘ Marche sportive rythmée sur terrain plat

Le premier type de marche proposé est adapté aux terrains plats. La marche est une adaptation du rythme naturel de la respiration sur le nombre de pas. Il correspond à un temps égal entre l'inspiration et l'expiration, avec une courte pause entre chaque temps.

Exemple et variantes

- *Rythme de base : 3-1., 3-1.* – Inspiration sur 3 pas – Rétention du souffle sur 1 pas – Expiration sur 3 pas – Rétention du souffle sur 1 pas.
- *Variante : 4-2., 4-2.* – Inspiration sur 4 pas – Rétention du souffle sur 2 pas– Expiration sur 4 pas – Rétention du souffle sur 2 pas.
- *Variante : 5-3., 5-3., etc.* – Inspiration sur 5 pas – Rétention du souffle sur 3 pas – Expiration sur 5 pas– Rétention du souffle sur 3 pas.

Conseils

- Respirez par le nez.

- Restez concentré sur la respiration et le rythme, le dos est droit, la marche fluide.
- Après votre temps d'exercice, relaxez-vous en faisant 4 à 5 respirations profondes, puis marchez librement pendant 10 à 15 minutes.

Plan d'entraînement sur terrain plat

Ce plan vous donne une indication de progression sur un mois avec un exercice régulier à raison de deux à trois fois par semaine. Vous adapterez la distance sur ce type de terrain en fonction de votre condition physique. Après les temps de repos, reprenez le cycle une ou plusieurs fois pour programmer votre séance sur une heure d'exercice environ.

- *Cycle respiratoire de 8 pas :* Inspiration 3 pas – Pause 1 pas – Expiration 3 pas – Pause 1 pas
- *Sédentaire :*
  - Première semaine : 400 pas, respiration libre 10 minutes.
  - Deuxième semaine : 450 pas, respiration libre 10 minutes.
  - Troisième semaine : 500 pas, respiration libre 15 minutes.
  - Quatrième semaine : 550 pas, respiration libre 15 minutes.
- *Sportif entraîné :*
  - Première semaine : 600 pas, respiration libre 10 minutes.
  - Deuxième semaine : 650 pas, respiration libre 10 minutes.
  - Troisième semaine : 700 pas, respiration libre 15 minutes.
  - Quatrième semaine : 750 pas, respiration libre 15 minutes.
- *Sujet de plus de 50 ans et sédentaire non entraîné :*
  - Première semaine : 200 pas, respiration libre 10 minutes.
  - Deuxième semaine : 250 pas, respiration libre 10 minutes.
  - Troisième semaine : 300 pas, respiration libre 15 minutes.
  - Quatrième semaine : 350 pas, respiration libre 15 minutes.

↘ Marche sportive rythmée sur terrain légèrement ascendant à moins de 10 %

Cet effort supplémentaire donné par la pente nous oblige à supprimer la pause entre les temps inspiratoire et expiratoire. Inspiration et expiration deviennent donc égales sur un rythme de base de 3 – 3 : 3 pas pour une inspiration, et 3 pas pour l'expiration

Avec l'entraînement, vous pouvez passer au rythme 4 – 4 : 4 pas pour l'inspiration, et 4 pour l'expiration

N'oubliez pas de prendre votre pouls, avant et pendant l'effort.

PLAN D'ENTRAÎNEMENT SUR TERRAIN LÉGÈREMENT ASCENDANT

Procédez de la même manière que pour l'exercice sur terrain plat. En fonction de votre parcours, adaptez l'effort à la pente rencontrée.

- Cycle respiratoire de 6 pas : Inspiration 3 pas – Expiration 3 pas.
- *Sédentaire :*
  - Première semaine : 90 pas, respiration libre 10 minutes.
  - Deuxième semaine : 110 pas, respiration libre 10 minutes.
  - Troisième semaine : 140 pas, respiration libre 15 minutes.
  - Quatrième semaine : 170 pas, respiration libre 15 minutes.
- *Sportif entraîné :*
  - Première semaine : 120 pas, respiration libre 10 minutes.
  - Deuxième semaine : 140 pas, respiration libre 10 minutes.
  - Troisième semaine : 180 pas, respiration libre 15 minutes.
  - Quatrième semaine : 200 pas, respiration libre 15 minutes.
- *Sujet de plus de 50 ans et sédentaire non entraîné :*
  - Première semaine : 30 pas, respiration libre 10 minutes.
  - Deuxième semaine : 50 pas, respiration libre 10 minutes.
  - Troisième semaine : 70 pas, respiration libre 15 minutes.
  - Quatrième semaine : 90 pas, respiration libre 15 minutes.

↘ Marche sportive rythmée sur terrain ascendant à plus de 10 %

L'augmentation du pourcentage de la pente et donc de l'effort cardiaque oblige à diminuer les temps de l'inspiration et de l'expiration sans pause.

Le rythme respiratoire de base est de 2 – 2 : 2 pas sur l'inspiration, et 2 pas sur l'expiration.

Les sujets entraînés pourront développer leur marche sur un rythme 3 – 3 : 3 pas sur l'inspiration, et 3 pas sur l'expiration

L'important est de ne pas s'essouffler dans l'effort. Gardez les épaules souples et décontractées. Contrôlez la sangle abdominale. Profitez de l'air qui remplit vos poumons comme si vous humiez le parfum d'une fleur.

Plan d'entraînement sur terrain ascendant à plus de 10 %

Procédez de la même manière que pour les autres exercices. En fonction de votre parcours adaptez l'effort à la pente rencontrée.

- *Cycle respiratoire de 4 pas :* Inspiration 2 pas – Expiration 2 pas
- *Sédentaire :*
  - Première semaine : 50 pas, respiration libre 10 minutes.
  - Deuxième semaine : 60 pas, respiration libre 10 minutes.
  - Troisième semaine : 70 pas, respiration libre 15 minutes.
  - Quatrième semaine : 80 pas, respiration libre 15 minutes.
- *Sportif entraîné :*
  - Première semaine : 60 pas, respiration libre 10 minutes.
  - Deuxième semaine : 80 pas, respiration libre 10 minutes.
  - Troisième semaine : 100 pas, respiration libre 15 minutes.
  - Quatrième semaine : 120 pas, respiration libre 15 minutes.
- *Sujet de plus de 50 ans et sédentaire non entraîné :*
  - Première semaine : 30 pas, respiration libre 10 minutes.
  - Deuxième semaine : 40 pas, respiration libre 10 minutes.
  - Troisième semaine : 50 pas, respiration libre 15 minutes.
  - Quatrième semaine : 60 pas, respiration libre 15 minutes.

↘ Marche sportive rythmée sur terrain descendant

L'aide de la pente en descente permet d'allonger l'effort et donc de prolonger les temps respiratoires ou d'ajouter une pause entre l'inspiration et l'expiration.

Le rythme respiratoire de base est de 4 – 6 : 4 pas sur l'inspiration, et 6 pas sur l'expiration

Les sujets entraînés pourront développer leur marche sur un rythme 3 – 1 – 5 – 1 : 3 pas sur l'inspiration, 1 pas sur une pause, 5 pas sur l'expiration, enfin 1 pas sur une pause

Plan d'entraînement sur terrain descendant

Procédez de la même manière que pour les autres exercices. En fonction de votre parcours, adaptez l'effort à la pente ou à la descente rencontrées.

- *Cycle respiratoire de 10 pas :* Inspiration 4 pas – Expiration 6 pas

- *Sédentaire :*
  - Première semaine : 200 pas, respiration libre 10 minutes.
  - Deuxième semaine : 300 pas, respiration libre 10 minutes.
  - Troisième semaine : 400 pas, respiration libre 15 minutes.
  - Quatrième semaine : 500 pas, respiration libre 15 minutes.
- *Sportif entraîné :*
  - Première semaine : 500 pas, respiration libre 10 minutes.
  - Deuxième semaine : 600 pas, respiration libre 10 minutes.
  - Troisième semaine : 700 pas, respiration libre 15 minutes.
  - Quatrième semaine : 800 pas, respiration libre 15 minutes.
- *Sujet de plus de 50 ans et sédentaire non entraîné :*
  - Première semaine : 100 pas, respiration libre 10 minutes.
  - Deuxième semaine : 150 pas, respiration libre 10 minutes.
  - Troisième semaine : 200 pas, respiration libre 15 minutes.
  - Quatrième semaine : 250 pas, respiration libre 15 minutes.

↘ Comment pratiquer la marche sportive rythmée

Les techniques précédentes vous ont permis d'étudier les différentes phases de la marche sportive rythmée, en fonction des terrains rencontrés et de votre condition physique. Voici deux exemples d'application de ces exercices.

En salle

Vous disposez chez vous ou dans une salle de sport d'un tapis de marche à inclinaison variable. Vous pouvez alors parfaitement mettre en pratique les tableaux précédents afin de doser au mieux votre effort.

Exemple : ce tableau représente une séance type d'une heure que vous pourrez personnaliser.

Terrain plat	Pente 5 %	Pente 10 %	Descente	Terrain plat	Repos
15 minutes	5 mn	5 mn	10 mn	15 mn	10 mn

Divisez le chiffre par deux pour une première séance, puis augmentez progressivement la durée.

En plein air

La pratique en plein air permet de profiter du grand air et d'une meilleure oxygénation. En contrepartie, il n'est pas toujours facile de trouver un ensemble de terrains variés en pente et descente.

Étudiez au préalable votre périmètre de marche, notez les terrains plats, descente et montée, et réglez votre effort en fonction de votre plan d'entraînement, de votre condition physique et du parcours.

Variantes et applications sportives

Les techniques de respiration rythmée peuvent s'adapter à d'autres sports. En voici quelques exemples :

↘ Jogging

- Inspiration et expiration égales selon les terrains et la condition physique.
- Rythmes : 2-2, 3-3, 4-4, 5-5.
- 4-6 sur pente descendante.

↘ Natation

- Rythme de 2-2 compté sur le cycle des bras.

↘ Cyclisme

- Comptez avec le nombre de tours de pédalage :
  - 3-3 mise en jambe,
  - 2-2 effort plus prononcé,
  - 4-6 travail en endurance.

↘ Golf

- Idem au rythme de la marche lors des déplacements pour l'entraînement de fond.
- Par ailleurs les rythmes les plus utilisés seront :
  - 2-2 effort violent rythme rapide,
  - 3-3 rythme de croisière,
  - 4-6 sur les terrains plats.

↘ Les autres sports

Certains sports comme le tennis, le squash, le judo, le football... sont peu adaptés à la technique de respiration rythmée car les accélérations et décélérations successives ne permettent pas de garder un rythme soutenu et régulier.

Pour ces sports, il est préférable de prévoir cet exercice dans le cadre d'un entraînement complémentaire qui fera partie de la mise en condition physique générale.

➔ La marche tonifiante

Ce type de marche utilise également le rythme des pas comme base de travail respiratoire. Elle a pour but de redonner de l'énergie, de combattre la fatigue. Elle est également très efficace contre le stress et certains états dépressifs. Elle se pratique sur terrain plat, par période de 10 à 15 minutes entrecoupée de 3 minutes de repos avec respiration non rythmée.

Cette marche utilise la technique par paliers étudiée précédemment. Comme celle-ci peut varier à volonté, vous pouvez donc adapter l'effort à votre capacité respiratoire et au pourcentage éventuel de la pente. Avec l'entraînement, augmenter progressivement le nombre de paliers successifs.

Exercice 1

- Videz l'air de vos poumons, démarrez du pied gauche.
- Inspiration sur 2 pas.
- Bloquez le souffle sur 2 pas et ainsi de suite jusqu'à ce que vos poumons soient pleins d'air.
- Videz ensuite vos poumons le plus lentement possible sur un nombre de pas libres. Recommencez le cycle 4 fois.

Exercice 2

Même type d'exercice, mais cette fois sur l'expiration.

- Videz l'air de vos poumons.
- Inspirez le plus lentement possible sur un nombre de pas libres.
- Bloquez le souffle sur 2 pas.
- Expirez par paliers successifs sur 2 pas, alternez avec des rétentions de souffle sur deux pas.

- Recommencez le cycle 4 fois.
- Repos de quelques minutes avec respiration libre non rythmée, puis reprenez l'exercice 1 et l'exercice 2.

Exercice 3

Vous pouvez maintenant pratiquer le cycle complet :

- Videz vos poumons.
- Inspiration sur 2 pas.
- Bloquez le souffle sur 2 pas.
- Inspiration sur 2 pas.
- Bloquez le souffle sur 2 pas et ainsi de suite jusqu'à l'inspiration complète.
- Expiration sur 2 pas.
- Bloquez le souffle sur 2 pas.
- Expiration sur 2 pas.
- Bloquez le souffle sur 2 pas et ainsi de suite jusqu'à expiration complète.

Pratiquez pendant 15 minutes, puis respiration libre pendant 3 minutes.

↘ Deuxième marche tonifiante

Cette marche tonifiante est une variante de la présente sur un rythme différent. Inspiration et expiration s'effectuent sur 4 pas.

Exercice 1

- Inspiration sur 4 pas.
- Bloquez le souffle sur 2 pas.
- Inspiration sur 4 pas.
- Bloquez le souffle sur 2 pas.
- Et ainsi de suite jusqu'à inspiration complète.

Exercice 2

- Expiration sur 4 pas.
- Bloquez le souffle sur 2 pas.
- Expiration sur 4 pas.
- Bloquez le souffle sur 2 pas.

- Et ainsi de suite jusqu'à expiration complète.

Exercices 1 et 2

- Pratiquez l'exercice 1 sur 4 respirations.
- Puis l'exercice 2 sur 4 respirations.
- Enfin, l'exercice 1 et l'exercice 2 pendant 15 minutes sur terrain plat suivis d'un repos de 3 minutes. Ne jamais aller jusqu'à l'essoufflement.

↘ Expiration tonifiante

Après les exercices précédents, il est bon de pratiquer une expiration tonifiante.

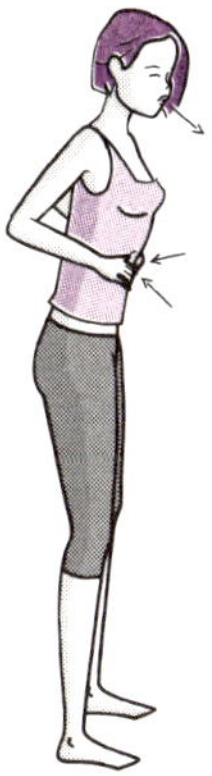

- Placez-vous debout, jambes écartées de la largeur des épaules, demi-fléchies.
- Inclinez légèrement le buste vers l'avant en rentrant le ventre.
- Placez vos mains de chaque côté du thorax.
- Inspiration complète.
- Rétention du souffle quelques secondes.
- Puis expirez brusquement par la bouche en creusant les joues trois fois successivement en comprimant les flancs avec vos mains.

Suite à la marche tonifiante, cette respiration apporte la sensation d'une complète oxygénation du corps.

Marche tonifiante avec exercices de visualisation

Une fois maîtrisées les différentes marches sportives et tonifiantes, vous pouvez leur associer les techniques psychologiques de visualisation. Pratiquées régulièrement, elles ont un effet bénéfique sur le mental. Le rythme donné par la marche et la respiration aide à la concentration et permet de renforcer l'action des images mentales ou des affirmations.

↘ Lors de l'exercice 1 sur le rythme inspiratoire

Associez mentalement des images positives. Exemple :

- Un très beau paysage.

- Un rayon de soleil.
- Le parfum d'une fleur.
- Des images de joie et d'amour.
- Tout sentiment positif, émotion positive comme la confiance en soi, confiance en l'avenir, etc.

↘ Lors de l'exercice 2 sur le rythme expiratoire

Imaginez que vous expulsez les pensées et images négatives, toutes les émotions négatives, le stress, la maladie, etc. Visualisez des éléments précis de votre vie personnelle.

Variante

Vous pouvez également utiliser des phrases que vous répétez mentalement.

Exemples

- Sur l'inspiration : « Toutes les cellules de mon corps rayonnent de joie, de vie et de santé. »
- Sur l'expiration : « J'élimine de mon corps toutes les énergies et sentiments négatifs. »

La respiration pour se libérer des tensions psychiques

Toutes les agressions physiques et psychiques comm
douleur, la violence modifient la respiration et bloqu
se tend, la respiration se fait plus courte, superficiel
minimum vital. Ce type de respiration engendre à la longue tout un
de symptômes comme la fatigue, les maux de tête, l'insomnie, des états dépressifs… Ainsi, à chaque nouvelle situation, à chaque état psychologique donné, la respiration se trouve modifiée.

Le corps est comme une mémoire qui garde en lui les traces des agressions quotidiennes et des tensions psychologiques. Les attitudes corporelles et respirations correspondantes sont inconsciemment associées aux différents traumatismes qui ont marqué notre vie.

Agir sur la respiration permet de se libérer efficacement de ses tensions émotionnelles. En libérant le souffle, on libère les émotions négatives refoulées pour que la respiration devienne plus profonde, plus calme, plus aisée, engendrant une sensation de plénitude et de sérénité.

Observation préliminaire

Observez votre respiration dans les situations suivantes :

- Quand vous êtes en colère.
- Quand vous venez d'apprendre une mauvaise nouvelle.
- Quand vous avez un important souci professionnel ou familial.
- Quand, durant les vacances, vous êtes tranquillement allongé au bord d'une plage.
- Quand vous êtes satisfait d'avoir accompli un travail bien fait.
- Quand vous venez de passer une bonne nuit de sommeil.

Dans les premières situations, agressantes, votre respiration n'est-elle pas courte, superficielle, irrégulière… ?

Dans les derniers exemples, moins stressants, celle-ci n'est-elle pas ample, profonde, complète, lente… ?

Le rebirth

t de ces constatations sur les correspondances entre les émotions et la respiration, un Américain, Léonard Orr, a mis au point, dès 1961, une technique respiratoire appelée le « Rebirth » (renaissance).

Elle vise l'utilisation de la respiration comme outil de travail psycho-corporel sur les émotions. Elle connaît depuis sa création un très grand essor dans le monde entier avec plus de 100 000 instructeurs formés à cette pratique. Les exercices de rebirth reposent sur des séries de respirations spécifiques appelées « respirations reliées » ou « connectées », que l'on pratique soit seul, soit plus généralement avec un professeur formé.

L'objectif final est de dissoudre par la respiration d'anciens blocages, tant physiques que psychiques.

Par ce type d'exercice, les traumatismes de la naissance, ceux de la prime enfance, les expériences et émotions négatives enfouies dans notre inconscient resurgissent pour être verbalisées, replacées, intégrées dans l'histoire globale de la personne. Ces revécus provoqués par la respiration permettent de retrouver après plusieurs séances une harmonie intérieure profonde, une sensation de détente, et de retrouver la confiance en soi. Pour Léonard Orr, on assiste ainsi au moment décisif de « la libération de la respiration » qui n'est plus entravée par les anciens modèles de comportement.

↘ Précautions et contre-indications

La pratique du rebirth demande certaines mises en condition préalables.

- Installez-vous confortablement, allongé au sol sur un matelas, si besoin sous des couvertures pour ne pas avoir froid.
- Prenez un moment où vous ne risquez pas d'être dérangé.
- Débranchez le téléphone.
- Choisissez un endroit calme et bien ventilé.
- Relaxez-vous quelques instants, décrispez les mâchoires, le visage, le front. Relâchez bien les épaules, respirez naturellement.

↘ Les sensations

Lors des exercices de rebirth, certaines sensations peuvent se manifester ; elles sont souvent déroutantes au début.

- Sensations de chaleur diffuse ou dans une partie du corps ou au contraire sensation de froid intense.

- Picotements dans les mains aux membres inférieurs.
- Sensation que la tête tourne.

Si ces symptômes, non dangereux, persistent et deviennent trop gênants, revenez progressivement à votre respiration naturelle pour reprendre l'exercice après un temps de repos ou lors d'une séance ultérieure. Ne vous brusquez pas, ces exercices respiratoires ne sont pas une course contre la montre ; leur efficacité dépendra surtout de la régularité de votre pratique.

PRÉCAUTIONS

Si vous souffrez de problèmes pulmonaires ou cardio-vasculaires importants, mieux vaut éviter ce type d'exercice ou parlez-en à votre médecin.

↘ Le syndrome d'hyperventilation

Par une modification du pH sanguin (en alcalose), le travail respiratoire proposé en rebirth peut provoquer quelquefois un syndrome dit « d'hyperventilation » dont les signes sont les suivants :

- respiration accélérée douloureuse, difficile,
- tremblements,
- sensation d'étouffement,
- crampes,
- pleurs ou exaltation,
- crise hystérique,
- étourdissement,
- évanouissement,
- sensation de quitter son corps,
- modification de la température corporelle,
- maux de gorge,
- maux de tête,
- rougeurs du corps,
- démangeaisons, picotements sur tout le corps,
- bourdonnements et sifflements d'oreille,
- peur de la mort, impression de mort imminente,
- revécu avec les sensations de traumatismes anciens.

Ces symptômes ont une cause tant physique que psychologique. Ils ne sont pas dangereux mais demandent toutefois l'accompagnement d'un professionnel qui saura vous aider à mieux les gérer et à les recadrer dans la thérapie. Généralement ils disparaissent progressivement au fur et à mesure des séances.

Si vous pratiquez seul et que ces symptômes surgissent, diminuez le rythme respiratoire pour revenir doucement à votre respiration naturelle.

↘ La respiration reliée cyclique

Conseils de base

- Vous pouvez pratiquer ces exercices par le nez ou par la bouche. Par la bouche, vous augmenterez la prise d'air et libérerez plus facilement les émotions.
- Respirez complètement jusque dans le ventre, restez détendu pendant tout l'exercice sans forcer ni sur l'inspiration ni sur l'expiration.
- Respirez à votre rythme, concentrez-vous sur la respiration et sur les sensations éprouvées.

Technique

La respiration reliée ou sphérique utilisée dans les exercices de rebirth consiste à enchaîner inspiration et expiration sans pause respiratoire. Elle doit être continue et fluide. Après un certain temps, elle s'effectue en pilotage automatique sans que vous ayez à la contrôler.

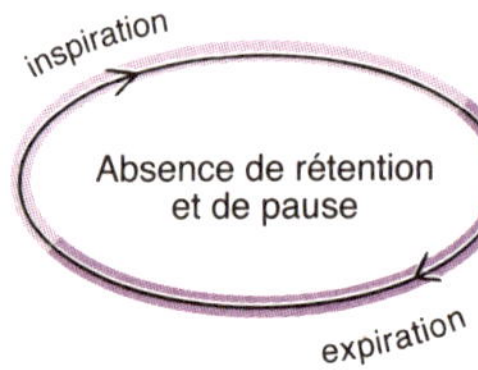

Exercice 1 : respirations continues

Voici un exercice simple que vous pouvez pratiquer à n'importe quel moment de la journée. Il détend et dissout efficacement le stress quotidien.

- Avec la technique de respiration continue sans pause, faites 4 respirations courtes, suivies d'une longue respiration ample et profonde.
- Faites un cycle complet de 20 respirations continues sur ce schéma. Respirez par la bouche, avec un rythme régulier, ne forcez pas, inspirez lentement, gardez la maîtrise du souffle tant à l'inspiration qu'à l'expiration.

CYCLE RESPIRATOIRE ÉNERGÉTIQUE

Pour mettre en pratique efficacement l'exercice n° 1, vous allez respirer sur un cycle d'une vingtaine de minutes, les 20 respirations enchaînées suivies de 5 minutes de pause, puis reprendre l'exercice de la même manière une nouvelle fois si vous le souhaitez. Vous pouvez inspirer et expirer par la bouche en formant un o avec les lèvres et en creusant avec les joues : le son émis vous aide à un meilleur contrôle respiratoire.

Exercice 2 : respirations cycliques

Changez le rythme en pratiquant cette fois les 20 respirations en deux groupes de 10 composés de 9 respirations courtes et d'une longue.

- Groupe 1 : 9 respirations courtes enchaînées + une longue respiration.
- Groupe 2 : 9 respirations courtes enchaînées + une longue respiration.

Faire l'exercice comme précédemment sur une vingtaine de minutes que vous pouvez renouveler une fois après un temps de repos. Attention, ce rythme peut vous tourner un peu la tête au début. Restez détendu, allez-y progressivement.

Exercice 3 : respirations sur rythme alterné

Ce nouveau rythme intègre les deux exercices précédents. Le cycle est composé de la façon suivante :

- Groupe 1 : 4 courtes respirations + 1 longue respiration.
- Groupe 2 : 9 courtes respirations + 1 longue respiration.

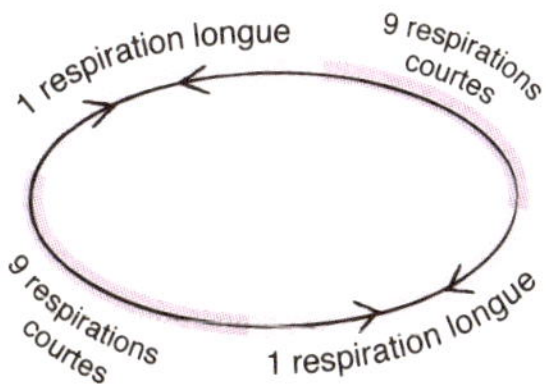

Pratiquez ce cycle en l'effectuant cinq fois de suite. Faites une courte pause de quelques minutes, puis reprenez. L'exercice dure entre 20 et 30 minutes.

La respiration reliée continue

Il est recommandé de pratiquer cet exercice avec un partenaire qui peut être un instructeur ou une personne avec qui vous vous sentez pleinement en confiance.

Exercice

- Allongez-vous sur le sol et commencez par faire 3 à 4 respirations profondes.
- Faites ensuite sans temps de pause les respirations continues en restant concentré sur la respiration. Elle doit être fluide, que vous l'effectuiez par le nez ou par la bouche.

À NOTER

- L'exercice dure de 30 minutes à 1 heure avec cette respiration reliée continue, puis reprenez doucement le rythme de votre respiration habituelle.
- Il est recommandé de faire 10 séances avec cette technique pour libérer le souffle.
- Durant l'exercice respiratoire, bien souvent des émotions, des images et sensations physiques surgissent. Ne les réprimez pas, mais n'y restez pas attaché.
- Remarquez qu'après l'apparition d'une émotion, la respiration reprend son cours et se calme. Ne vous focalisez pas sur les sensations, ne cherchez pas à les entretenir.

Quelques conseils

- Pratiquez une séance d'une heure, puis une séance de relaxation de quelques minutes.
- Les spasmophiles s'abstiendront de cet exercice ou l'effectueront avec une personne qualifiée.
- Si vos réactions sont trop vives ou inconfortables, ramenez la séance à 10 ou 15 minutes. Dès le début, donnez une bonne amplitude à votre respiration qui s'amplifiera progressivement.
- Essayez de trouver le rythme et le temps de séance qui vous conviennent le mieux. La respiration doit se faire progressivement en « pilotage automatique » sans intervention de la volonté.
- Terminez votre séance par le partage de vos impressions sous la forme d'une verbalisation avec votre partenaire ou thérapeute du vécu de vos émotions ou des sensations ressenties.

La respiration pour se libérer des tensions psychiques

Toutes les agressions physiques et psychiques comme le stress, la peur, la douleur, la violence modifient la respiration et bloquent le souffle. Le corps se tend, la respiration se fait plus courte, superficielle, ne se limitant qu'au minimum vital. Ce type de respiration engendre à la longue tout un cortège de symptômes comme la fatigue, les maux de tête, l'insomnie, des états dépressifs... Ainsi, à chaque nouvelle situation, à chaque état psychologique donné, la respiration se trouve modifiée.

Le corps est comme une mémoire qui garde en lui les traces des agressions quotidiennes et des tensions psychologiques. Les attitudes corporelles et respirations correspondantes sont inconsciemment associées aux différents traumatismes qui ont marqué notre vie.

Agir sur la respiration permet de se libérer efficacement de ses tensions émotionnelles. En libérant le souffle, on libère les émotions négatives refoulées pour que la respiration devienne plus profonde, plus calme, plus aisée, engendrant une sensation de plénitude et de sérénité.

Observation préliminaire

Observez votre respiration dans les situations suivantes :

- Quand vous êtes en colère.
- Quand vous venez d'apprendre une mauvaise nouvelle.
- Quand vous avez un important souci professionnel ou familial.
- Quand, durant les vacances, vous êtes tranquillement allongé au bord d'une plage.
- Quand vous êtes satisfait d'avoir accompli un travail bien fait.
- Quand vous venez de passer une bonne nuit de sommeil.

Dans les premières situations, agressantes, votre respiration n'est-elle pas courte, superficielle, irrégulière... ?

Dans les derniers exemples, moins stressants, celle-ci n'est-elle pas ample, profonde, complète, lente... ?

Le rebirth

Fort de ces constatations sur les correspondances entre les émotions et la respiration, un Américain, Léonard Orr, a mis au point, dès 1961, une technique respiratoire appelée le « Rebirth » (renaissance).

Elle vise l'utilisation de la respiration comme outil de travail psycho-corporel sur les émotions. Elle connaît depuis sa création un très grand essor dans le monde entier avec plus de 100 000 instructeurs formés à cette pratique. Les exercices de rebirth reposent sur des séries de respirations spécifiques appelées « respirations reliées » ou « connectées », que l'on pratique soit seul, soit plus généralement avec un professeur formé.

L'objectif final est de dissoudre par la respiration d'anciens blocages, tant physiques que psychiques.

Par ce type d'exercice, les traumatismes de la naissance, ceux de la prime enfance, les expériences et émotions négatives enfouies dans notre inconscient resurgissent pour être verbalisées, replacées, intégrées dans l'histoire globale de la personne. Ces revécus provoqués par la respiration permettent de retrouver après plusieurs séances une harmonie intérieure profonde, une sensation de détente, et de retrouver la confiance en soi. Pour Léonard Orr, on assiste ainsi au moment décisif de « la libération de la respiration » qui n'est plus entravée par les anciens modèles de comportement.

↘ Précautions et contre-indications

La pratique du rebirth demande certaines mises en condition préalables.

- Installez-vous confortablement, allongé au sol sur un matelas, si besoin sous des couvertures pour ne pas avoir froid.
- Prenez un moment où vous ne risquez pas d'être dérangé.
- Débranchez le téléphone.
- Choisissez un endroit calme et bien ventilé.
- Relaxez-vous quelques instants, décrispez les mâchoires, le visage, le front. Relâchez bien les épaules, respirez naturellement.

↘ Les sensations

Lors des exercices de rebirth, certaines sensations peuvent se manifester ; elles sont souvent déroutantes au début.

- Sensations de chaleur diffuse ou dans une partie du corps ou au contraire sensation de froid intense.

- Mouvements désordonnés.
- Cris.
- Rires, chants, sensation de gaieté…

Toutes ces émotions peuvent également se mélanger ou s'exprimer différemment à certains moments de la séance. Les principales émotions exprimées sont :

- La peur avec, dans la même famille, l'angoisse, l'anxiété.
- La colère avec, dans la même famille, la violence, l'agressivité.
- La joie avec, dans la même famille, l'excitation, l'exaltation.
- La tristesse avec, dans la même famille, la déception, le regret.

Conduite à tenir

Le partenaire devra adapter ses réactions aux émotions exprimées. Par exemple, rassurer en cas de peur ou de tristesse, être ferme pour éviter un éclat de violence, etc.

Un partenaire formé à ces techniques ou un instructeur spécialisé seront à même d'adopter l'attitude la plus juste pour soutenir et aider le pratiquant.

Les images mentales

Pendant les exercices de rebirth, de nombreuses images mentales apparaissent, entraînant ou non les émotions et sensations correspondantes.

Il est intéressant d'utiliser, conjointement à ces manifestations et à la respiration, des techniques de visualisation mentale qui viennent ici renforcer l'efficacité psychologique des exercices. Voici à titre d'exemple quatre exercices faciles à exécuter.

Exercice 1 : regardez le film de votre vie

Lorsqu'une image désagréable refait surface en rapport par exemple avec un traumatisme ancien, qu'il soit physique ou psychologique.

- Imaginez que la scène se déroule comme au cinéma sur un grand écran blanc dont vous êtes le spectateur.
- C'est le film de votre vie, ne le jugez pas. Apprenez à le visionner avec recul, à l'accepter et à en tirer tous les aspects positifs pour construire de nouveaux projets.

↘ Exercice 2 : le film de votre futur

Toujours en respirant avec la technique cyclique.

- Visualisez maintenant sur le même écran le film de votre vie telle que vous la souhaitez.
- Placez tous les décors et personnages que vous désirez.
- Imaginez tous les détails, laissez venir les sensations qui y sont associées sans vous y attacher.
- Utilisez toutes les leçons apprises sur vous-même lors de l'exercice n° 1.
- Respirez toujours calmement et en profondeur sans agir avec la volonté sur la respiration qui doit rester reliée.
- Prenez plaisir dans la pratique de l'exercice et dans la modification à volonté des scènes de votre film.

↘ Exercice 3 : le fleuve

Nouvelle technique de visualisation mentale à pratiquer en respiration cyclique.

- Imaginez que votre respiration est comme un grand fleuve qui emporte avec lui toutes les tensions corporelles et émotions négatives. Celles-ci n'ont pas de prise sur les berges tellement le courant est fort et puissant.
- Ce courant est proportionnel au rythme de votre respiration, tantôt ample, tantôt plus apaisée.
- À la fin de son parcours, le fleuve se calme doucement, en même temps que votre respiration, engendrant alors une douce sensation de bien-être.

↘ Exercice 4 : la meilleure journée

Garder la technique d'association d'images mentales avec la respiration cyclique.

- Imaginez que vous allez vivre la meilleure journée de votre vie.
  - Quelle est-elle ?
  - Que faites-vous ?
- Déroulez cette journée, minute après minute.
- Goûtez chaque instant avec plaisir et joie.
- Respirez amplement et profondément.
- Ressentez toutes les émotions positives.

- À la fin de la journée, la respiration se calme ; ressentez alors la plénitude de cet instant de profond bonheur.

Vous pouvez pratiquer régulièrement ces techniques de visualisation avec la respiration reliée, seul ou avec un partenaire. Elles vous aideront à aborder positivement les soucis quotidiens, à gérer votre stress, à vous détendre profondément.

Utiliser les affirmations positives

De même que pour les exercices précédents de visualisation, cette nouvelle technique est également un excellent complément à la séance de respiration cyclique. Mise au point et utilisée depuis de nombreuses années dans les centres de rebirth, elle consiste à formuler mentalement une affirmation tout en poursuivant les respirations reliées, sans temps de pause.

Psychologiquement, la puissance des mots, même non verbalisés oralement, vient renforcer l'imagerie mentale et crée une dynamique positive.

Le choix des phrases

Vous devez choisir une phrase avec un but bien défini et sans négation. Par exemple : ne pas dire « Je ne suis pas malade » mais dire « Je suis en parfaite santé ». Voici quelques exemples d'affirmations positives possibles.

- Moi... je suis confiant et serein.
- Moi... je me plais à moi-même et aux autres.
- Moi... je suis en parfaite santé et plein d'énergie.
- Moi... je mérite réussites et succès.
- Moi... je suis attirant et mérite d'être aimé.
- Moi... je suis joyeux et apporte la joie aux autres.
- Moi... je n'ai pas peur de l'avenir.
- Moi... je réussis ce que j'entreprends.

Exercice

Allongez-vous dans un endroit calme où vous ne serez pas dérangé.

Phase 1

Commencez par faire 20 respirations reliées, 4 courtes et une longue, sur 5 cycles continus.

Phase 2

Repos de quelques minutes.

Phase 3

- Reprenez maintenant avec les respirations cycliques en respirant par le nez ou la bouche, amplement et sans temps de pause.
- Affirmez mentalement 20 fois de suite les phrases choisies.
- Revenez doucement à votre respiration naturelle, relaxez-vous quelques instants.

Analyser son projet

Cet exercice respiratoire est très utile pour vous aider à concrétiser un projet ou une idée. Il reprend la technique du film mental étudié précédemment mais cette fois avec un objectif précis.

↘ Exercice

Allongez-vous dans une pièce calme et bien ventilée.

Phase 1

- Commencez par faire 20 respirations reliées : 4 courtes et une longue, 5 fois de suite.
- Placez ensuite votre main droite sur l'abdomen, la main gauche sur la poitrine.
- Respirez maintenant avec la respiration cyclique continue, calmement par le nez ou la bouche.
- Imaginez chaque étape de votre projet, comme les scènes d'un film dont vous êtes à la fois l'auteur et le héros.
- Jouez-les mentalement sur votre écran mental.
- N'hésitez pas à changer tous les détails qui ne vous conviennent pas.
- Ajustez les répliques, réglez les décors et les lumières.
- Notez mentalement tout ce qui peut vous paraître important pour la suite de votre entreprise. Vous pouvez d'ailleurs écrire ces idées sur un carnet à portée de votre main.
- Mémorisez votre comportement, observez vos gestes, le ton de votre voix, votre démarche...

Phase 2

Répétez-vous mentalement vingt fois de suite les affirmations suivantes, comme dans l'exercice précédent :

- Moi... je mets toute l'énergie nécessaire pour mener à bien mon projet.
- Moi..., tout concourt à ce que mon projet aboutisse.
- Moi... j'ai confiance dans l'aboutissement et la réussite de mon projet.

Phase 3

Relaxez-vous quelques minutes en reprenant doucement votre respiration naturelle.

À NOTER

Grâce aux techniques du rebirth, de respiration reliée cyclique, il est possible par ce type de ventilation de débloquer ses tensions corporelles et émotionnelles. Associées aux exercices d'images mentales, d'affirmations positives et d'analyse de projet, ces pratiques deviennent un puissant moyen de développement personnel. Ainsi, la respiration et le contrôle du souffle sont d'excellents outils d'accompagnement et de support d'un travail psychologique, qu'il soit mené seul ou avec un thérapeute.

La respiration et la voix

La voix est un véritable instrument, les cordes vocales émettent un son grâce à la vibration de l'air et à la résonance du corps tout entier. Le timbre vocal résultant est unique et caractéristique pour chaque personne. La respiration anime ce système. Sans souffle, il n'y a pas de voix. Après un cas de peur intense, ne dit-on pas « j'en ai eu le souffle et la voix coupés » ?

Cette série d'exercices utilise la respiration comme outil de base pour prendre conscience et développer votre voix, en acquérir la maîtrise, améliorer sa puissance, gagner en assurance et embellir son timbre. Vous êtes assis sur une chaise ou sur le sol, le dos bien droit, les épaules relâchées, la sangle abdominale contrôlée.

↘ Exercice 1 : faire sonner une note

- Commencez par effectuer trois respirations complètes : abdominale, thoracique et sous-claviculaire à l'inspiration comme à l'expiration.
- Sur l'expiration, laissez résonner la note de votre choix. Au début, celle-ci sera peut-être à peine audible mais durera tout le temps de l'émission du souffle.
- Placez votre main gauche sur le cou, la droite sur le sternum au niveau du creux épigastrique.
- Progressivement, laissez s'amplifier la note jusqu'à ce que vous la sentiez vibrer dans tout le corps. Remarquez que le son, s'amplifiant naturellement, se clarifie et s'enrichit au fur et à mesure de vos respirations complètes.
- Pratiquez 5 à 10 minutes, puis allongez-vous pour apprécier l'effet du son sur toutes les parties de votre corps.

↘ Exercice 2 : le cri

Cet exercice permet de libérer le souffle et la voix.

- Debout, jambes écartées de la largeur des épaules, le dos bien droit, jambes légèrement fléchies, repliez les mains et amenez vos poings au niveau de chacune des hanches, coudes le long du corps.
- Sur une expiration brève et puissante, portez d'un coup sec les deux bras tendus droit devant vous, paumes de mains ouvertes en regard l'une de l'autre, doigts tendus vers l'horizon, le regard porté loin devant.
- Tandis que vous effectuez ce mouvement, émettez un son en imaginant qu'il traverse tout votre corps depuis le bas du ventre jusque dans le cou. Pour se prolonger dans les bras, il doit être tonique et vigoureux comme un cri.

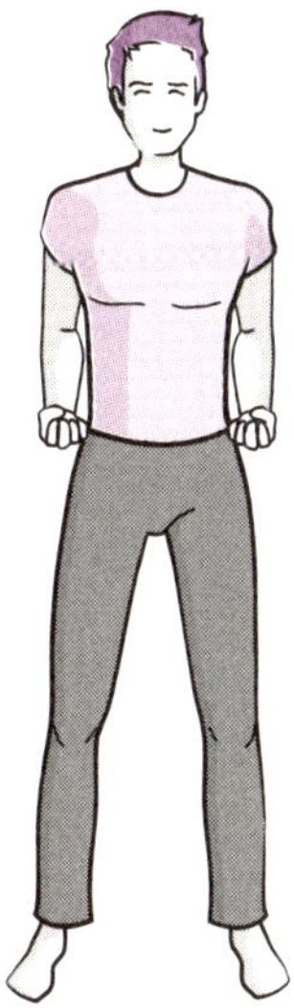

Position de départ

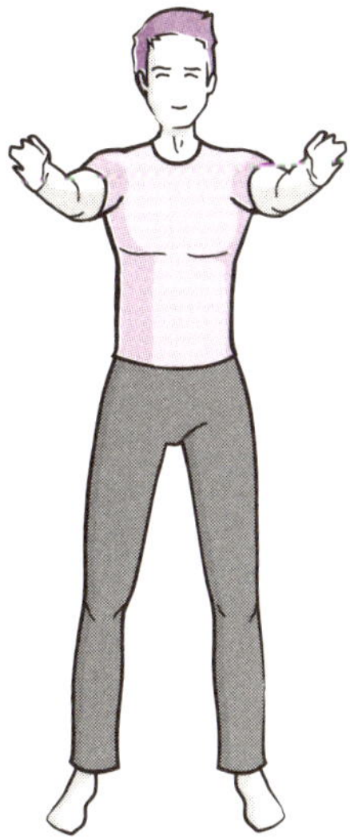

Expiration

↘ Exercice 3 : chanter les voyelles

Vous allez reprendre l'exercice n° 1, mais cette fois avec l'émission des différentes voyelles. Vous pourrez pratiquer cet exercice en position assise ou debout.

- Inspirez sur 3 temps.
- Bloquez le souffle 2 temps.
- Expirez en prononçant un « a » sur 6 temps.
- Restez à vide de souffle sur 2 temps et ainsi de suite. L'expiration est donc deux fois plus longue que l'inspiration. Elle doit être continue et sans effort.
- Refaites le même cycle avec le « e », puis le « i », le « o », et le « u ». Appréciez la différence de vibrations et d'émission sonore selon les voyelles prononcées.
- Pratiquez quatre fois le cycle des 5 voyelles en continu, puis relaxez-vous quelques minutes allongé sur le sol.

CONSEILS

- Si vous manquez de souffle, réduisez les temps.
- Gardez le dos droit et les épaules relâchées.
- Le son doit partir du ventre et non de la gorge.
- Développez la puissance sonore au fur et à mesure du cycle en projetant la voix progressivement le plus loin possible devant vous.

↘ Exercice 4 : un son parlé naturel

Une belle voix est une voix placée qui utilise pleinement l'ensemble des résonateurs corporels. Le chemin d'une belle voix prend sa source dans le ventre au niveau du premier étage respiratoire, puis chemine dans le thorax au niveau du deuxième étage respiratoire, se poursuit par la trachée, le larynx, le voile du palais et les os du crâne. Le son vient enfin sortir par la bouche, rebondissant sur toute la cavité buccale, dents, palais, langue.

La langue a un rôle très important dans l'articulation et la pureté du son. Cet exercice utilise la respiration combinée au placement de la langue.

- Placez-vous debout, dos bien droit, les épaules relâchées.
- Inspirez profondément jusque dans le ventre.
- Sur l'expiration, émettez le son suivant, composé d'une ou deux consonnes et d'une voyelle, à un rythme régulier, pas trop rapide, jusqu'à la fin de l'expiration.
- Inspirez à nouveau et recommencez avec une autre sonorité.

EXEMPLE DE SONS

1. Pl-é... – **2.** Fl-é... – **3.** Vl-é... – **4.** T-é... – **5.** Zr-é... – **6.** Gr-é...

↘ Exercice 5

Cet exercice reprend la préparation du précédent mais cette fois expirez l'air en cinq petits expirs successifs et brefs, en prononçant à chaque fois le son avec une voyelle différente.

EXEMPLE DE SONS :

1. Pla, Plé, Pli, Plo, Plu – **2.** Fla, Flé, Fli, Flo, Flu – **3.** Vla, Vlé, Vli, Vlo, Vlu
4. Ta, Té, Ti, To, Tu – **5.** Zra, Zré, Zri, Zro, Zru – **6.** Gra, Gré, Gri, Gro, Gru

↘ Exercice 6 : décontracter le larynx

Il est important de supprimer les mauvais appuis du son dans la gorge. Sous l'effet de tensions, le larynx est contracté de même que les épaules et les lèvres, ce qui au total donne à la voix un son étriqué et sans rondeur. Il faut apprendre ou réapprendre à parler (ou à chanter) avec un larynx détendu. La source d'une belle voix est dans la respiration et la décontraction des organes phonateurs.

- Inspirez, puis bloquez le souffle quelques secondes.
- Expirez en prononçant « chhh » tout en relâchant complètement le larynx et les cordes vocales. Imaginez le son comme une brise légère ou un cours d'eau qui s'écoule sans retenue.

↘ Exercice 7 : la stabilité du corps et de la voix

Une belle voix est une voix centrée. Pour que le corps résonne pleinement, il doit se placer sur des appuis stables et être parfaitement enraciné. La voix animée par le souffle peut alors complètement se libérer, s'amplifier dans toute la richesse de son timbre et de sa couleur. Cet exercice aide à mieux percevoir au niveau corporel les points d'appui du son émis avec le souffle.

- Placez-vous debout, jambes légèrement fléchies, écartées de la largeur du bassin.
- Commencez par onduler légèrement le bassin d'avant en arrière.
- Après 1 minute, stoppez en essayant de trouver la position de stabilité la plus juste dans l'alignement de toutes les forces corporelles. Ressentez la stabilité de votre corps sur chacun de vos pieds.
- Déplacez le poids du corps sur le pied gauche en prononçant le son « haa » sur une longue expiration.
- Revenez au centre pour inspirer.
- Déplacez le poids du corps sur l'autre jambe en expirant sur le même son.
- Revenez au centre pour inspirer.
- Refaites l'exercice plusieurs fois de suite avec des sons et voyelles différents.

Bien respirer pour développer sa concentration

Voici quelques exercices très simples qui utilisent la respiration comme support au développement de la concentration. À raison de quelques minutes par jour, vous obtiendrez très vite des résultats probants.

Se concentrer, c'est pouvoir maintenir son attention et son énergie sur un objectif pendant un temps donné et suffisamment long sans relâcher son effort. La plupart de nos actes courants se font sans que nous y portions la moindre attention comme en pilotage automatique. Ce qui est très utile car le mental n'a pas à repenser sans cesse à tous ces gestes précis.

Exercices respiratoires

Dans un grand nombre de cas, comme passer un examen, disputer une compétition sportive, jouer d'un instrument, réfléchir à un projet, résoudre un problème difficile... une grande qualité de concentration est nécessaire pour obtenir des résultats à la hauteur des objectifs visés. Grâce à des exercices appropriés celle-ci peut se développer, un peu comme un muscle, avec du travail et de la patience, pour devenir beaucoup plus soutenue.

↘ Exercice 1 : le cycle de base

Assis en tailleur sur le sol, ou sur une chaise, les deux mains posées sur les genoux, le dos bien droit.

- Inspirez en portant votre attention sur la narine gauche ; sentez la vibration au moment du passage de l'air.
- Imaginez que tout le souffle inspiré est acheminé dans un tube parcourant tout l'hémicorps gauche jusque dans un réceptacle situé au niveau du pubis.
- Expirez le plus lentement possible par le même canal, l'air parcourant le sens inverse.
- Pratiquez le même exercice de l'autre côté en vous concentrant sur la narine droite et l'hémicorps droit.
- Faites l'exercice alternativement de gauche à droite une douzaine de fois.
- Puis restez concentré sur la sphère énergétique au niveau du pubis et imaginez qu'elle tourne lentement de gauche à droite au rythme lent et régulier de votre respiration.

- Essayez de relâcher toute tension de manière à rester concentré avec le minimum d'effort.
- Fermez les yeux et suivez le chemin du souffle avec votre regard intérieur.

CONSEIL

Si votre esprit vagabonde, arrêtez l'exercice quelques instants puis reprenez.

À NOTER

Le but de l'exercice est de rester bien concentré sur le cheminement de l'air, narine, hémicorps, jusqu'au pubis dans un sens, puis le même dans l'autre sens sur l'expiration. La respiration est votre support de concentration ; ne laissez pas votre esprit vagabonder.

↘ Exercice 2 : le serpentin

Au cours de cet exercice et de sa variante, vous allez imaginer que vous dessinez sur votre front comme sur une page blanche au rythme de votre respiration.

- Asseyez-vous confortablement, dos droit, comme pour l'exercice précédent.
- Inspirez mentalement par la narine gauche en imaginant que vous enroulez un serpentin trois à quatre tours sur la partie gauche de votre front, juste au-dessus du sourcil.

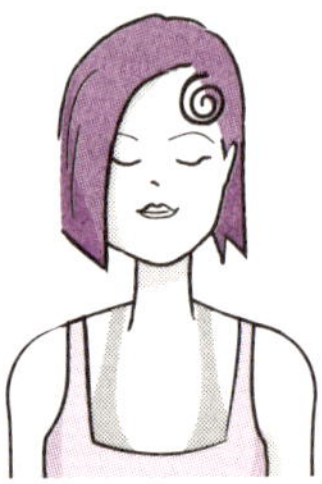

- Sur l'expiration, imaginez qu'il se déroule du même nombre de tours en sens inverse lentement.
- Pratiquez de la même manière de l'autre côté : inspirez en portant la concentration sur la narine droite, en imaginant que vous enroulez le serpentin, puis déroulez-le sur l'expiration.

- Pratiquez sur 12 respirations alternativement avec la concentration et la visualisation gauche, puis droite.

VARIANTE AVEC LES DEUX CÔTÉS

- Inspirez lentement par les deux narines.
- Sentez le souffle pénétrer et faire vibrer les parois de vos narines.
- Enroulez les serpentins trois à quatre tours de chaque côté du front, au-dessus des sourcils droit et gauche.
- Expirez en déroulant les serpentins.
- Pratiquez sur 12 respirations des deux côtés en même temps.

↘ Exercice 3 : respirer dans le creux des mains

- Assis en tailleur, fermez le poing gauche sur la cuisse gauche.
- Ouvrez la main droite, paume dirigée vers le ciel sur la cuisse droite.

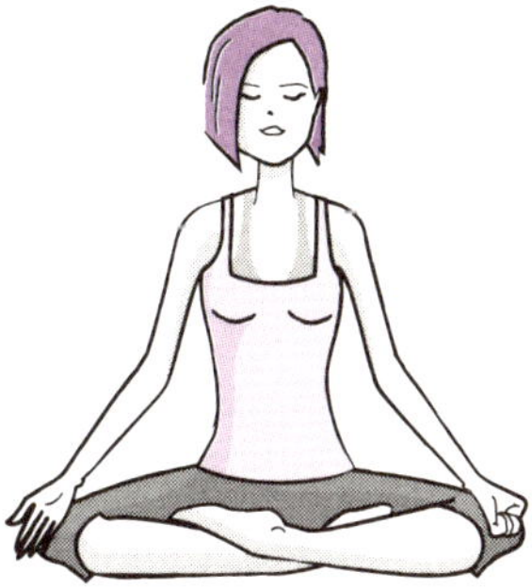

- Inspirez par la narine droite en vous concentrant sur le creux de la paume de la main droite.
- Expirez en imaginant qu'une douce chaleur se diffuse par ce point.
- Puis procédez de la même manière avec la narine gauche et la paume de la main gauche ouverte tandis que vous fermez le poing droit.
- Pratiquez 8 fois alternativement de gauche à droite, puis ouvrez les deux mains et respirez calmement en vous concentrant sur le centre de la paume de chacune de vos mains.

↘ Exercice 4 : le dessin du triangle

Dans cet exercice, imaginez que vous dessinez un triangle sur votre front. La base relie les milieux de chaque sourcil, le sommet se situant au milieu du front.

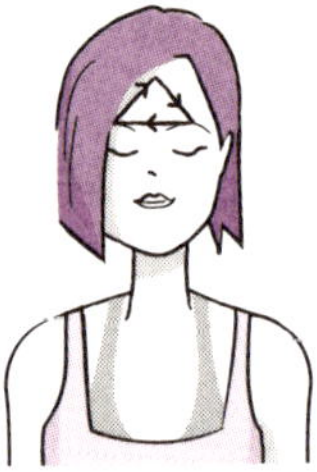

- Sur l'inspiration, dessinez mentalement les contours du triangle, de gauche à droite en partant de la base.
- Pour la base gauche, concentrez-vous sur l'inspiration par la narine gauche.
- Pour la base droite, concentrez-vous sur l'inspiration par la narine droite.
- Pour le sommet, inspirez en vous concentrant sur les deux narines.
- Bloquez le souffle quelques instants en gardant l'image du triangle dessiné sur votre front.
- Expirez lentement par les deux narines, puis recommencez le cycle.
- Pratiquez l'exercice sur une série de 12 respirations complètes.

La respiration microcosmique

Cet exercice d'origine taoïste appelé « respiration microcosmique » est excellent pour développer la concentration ; il permet également aux énergies du corps de circuler harmonieusement le long des deux méridiens d'acupuncture principaux du Vaisseau Conception et Vaisseau Gouverneur.

Les Chinois disent que cet exercice respiratoire est une véritable fontaine de jouvence.

↘ Exercice

Suivez mentalement le souffle à l'expiration parcourant la face antérieure du corps sur sa ligne médiane puis remontant à l'inspiration le long du dos et de la colonne vertébrale jusqu'au sommet de la tête.

- Inspiration, visualisez le souffle cheminant du coccyx le long de la colonne vertébrale au sommet de la tête, bloquez le souffle quelques instants.
- Expiration, le souffle parcourt maintenant la face médiane avant du corps du sommet du crâne au plancher pelvien.
- Bloquez le souffle quelques instants et recommencez le cycle. Pratiquez une douzaine de fois cette respiration cyclique microcosmique.

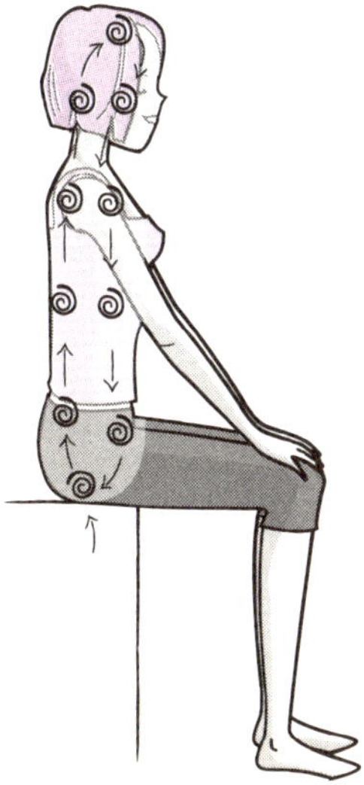

L'art de la méditation et du calme mental

L'art de méditer, de calmer le mental, est avant tout l'art de respirer. Toutes les traditions qui pratiquent l'exercice de la méditation insistent sur l'importance de la respiration tant elle est révélatrice de notre état intérieur. Méditer, c'est être présent dans le non-agir. Dans notre société moderne où tout bouge sans cesse à un rythme de plus en plus grand, quand des milliers d'informations nous agressent à chaque instant, les choses les plus simples comme s'asseoir immobile, concentré sur la respiration, peuvent nous apparaître superflues et difficilement pratiquables.

Méditer quelques minutes par jour est pourtant essentiel pour se retrouver, se libérer du stress et des tensions journalières, lâcher prise un instant et trouver de nouvelles solutions à ses problèmes.

En dehors de tout dogme et religion, la méditation aide à devenir plus calme, plus confiant, plus serein. Quelques minutes par jour seulement de cet exercice vous seront d'un tel bénéfice qu'elles deviendront vite une habitude indispensable.

↘ Mise en route

- Asseyez-vous sur une chaise ou au sol en tailleur, confortablement dans une pièce calme et bien ventilée, sans être dérangé pendant au moins 15 minutes. Pour plus de confort, prenez un petit coussin que vous placez sous les fesses pour la position au sol.
- Les jambes sont croisées, l'une devant l'autre simplement, ou bien un pied repose sur le haut de la cuisse opposée (demi-lotus), ou chaque pied sur le haut de la cuisse opposée (lotus complet). Tout dépend de votre souplesse et de votre confort.
- Le dos est droit, le menton légèrement rentré, le ventre maintenu sans tension. Les yeux sont fermés ou mi-clos, le visage détendu, les mâchoires desserrées. La pointe de la langue touche les dents du haut. Les mains reposent naturellement sur les genoux.
- Observez votre respiration : son rythme, la longueur du souffle, son lieu d'entrée, son amplitude. Ne cherchez pas à la modifier, restez un simple spectateur.
- Observez qu'au fur et à mesure de votre méditation votre respiration se calme, devient plus profonde pour descendre jusque dans le bas-ventre.
- Si une pensée vient troubler votre esprit, ne vous y attardez pas, recentrez-vous sans cesse sur votre respiration.

↘ Exercice 1

1er point de concentration : le bout du nez

- Vous allez maintenant vous concentrer sur le bout de votre nez, en suivant avec attention l'air qui entre et sort par vos narines.
- Pratiquez cette méditation sur 15 minutes.

↘ Exercice 2

2e point de concentration : le nombril

- Maintenez votre attention au niveau du nombril et observez la respiration à ce niveau.
- Le ventre se soulève légèrement à l'inspiration et s'abaisse doucement à l'expiration.
- Pratiquez cette méditation sur 15 minutes.

Vous pouvez modifier ce schéma de base au fur et à mesure de votre entraînement à la méditation. Quinze minutes semblent un minimum pour atteindre un certain état de calme mental. Par la suite, essayez de pratiquer des méditations de 30 minutes ; le matin au réveil et/ou le soir au coucher sont des moments très propices.

15 MINUTES DE MÉDITATION

- **Observation de la posture et de la respiration (5 minutes).**
- **Concentration sur le bout du nez (5 minutes).**
- **Concentration au niveau du nombril (5 minutes).**

Bien respirer pour traiter les affections courantes

Par son action physiologique sur l'organisme, la respiration peut être un outil d'appoint efficace dans le traitement ou la prévention d'un grand nombre de maladies. Une bonne respiration régularise le système neurovégétatif et favorise les échanges gazeux.

Mauvaise digestion

Faites cet exercice au minimum une heure après un repas.

- Allongez-vous à plat dos, jambes repliées, pieds bien en contact sur le sol.
- Inspiration profonde.
- Puis expirez à fond, à vide de souffle, rentrez le ventre au maximum en ayant l'impression que votre estomac vient toucher la colonne vertébrale.
- Pratiquez 4 à 6 contractions du ventre comme si vous vouliez à chaque fois le rentrer un peu plus.
- Relâchez, reprenez cette respiration plusieurs fois de suite. Elle facilite la digestion et aide au bon fonctionnement des intestins.

Pour faciliter le sommeil

- Étirez-vous en croisant les doigts, bras tendus au-dessus de votre tête.
- Fléchissez le torse qui pend naturellement vers le sol.
- Respirez dans cette position trois à quatre fois en restant bien relâché.
- Puis redressez-vous en arrondissant le dos.
- Ensuite pratiquez une série de 10 respirations reliées : 4 courtes, 1 longue, puis 4 respirations profondes et complètes en position allongée.

Trac – angoisse

- Commencez par faire la respiration du feu pendant 2 à 3 minutes, puis contractez le ventre et le plancher pelvien sur la rétention du souffle.
- Faites les deux premiers exercices du travail vocal avec l'émission d'un son continu et prolongé sur l'expiration, sur 3 à 4 expirations suivi d'un son bref et puissant en fin de mouvement.

Manque d'énergie – froid dans le corps

- Videz vos poumons, puis inspirez profondément et complètement.
- En bloquant le souffle, tapotez énergiquement avec votre poing sur la partie externe du bras opposé et de la jambe opposée sur toute la longueur vers l'extrémité de la jambe, puis en remontant dans l'autre sens.
- Faites une nouvelle inspiration complète.
- Pratiquez de la même manière de l'autre côté, bras droit, jambe droite.
- Sur la prochaine respiration, toujours lors de la rétention du souffle, tapotez énergiquement avec deux poings le bas des reins jusqu'au-dessus des fesses. Relâchez, puis inspirez profondément.
- Sur la dernière respiration, lors de la rétention du souffle, décrivez avec vos deux mains l'une sur l'autre quatre cercles au niveau du ventre dans le sens des aiguilles d'une montre. Relâchez et reprenez votre respiration naturelle.
- Recommencez l'exercice plusieurs fois de suite au besoin.

Utiliser les huiles essentielles

L'action des huiles essentielles n'est plus à démontrer. Associées aux exercices respiratoires, vous en augmenterez ainsi les effets.

↘ Plusieurs techniques possibles

- **Parfumer l'air ambiant :** utilisez un brûle-parfum dans lequel vous disposez quelques gouttes d'huiles essentielles.
- **En massage :** mélangez 2 à 3 gouttes d'huiles essentielles avec 20 ml d'huile de support neutre comme l'huile d'amande douce ou de tournesol. Avant vos exercices respiratoires, massez-vous la poitrine avec le mélange obtenu.
- **Dans le bain :** versez quelques gouttes d'huiles essentielles dans l'eau chaude, si vous désirez faire vos exercices respiratoires et de détente dans votre bain.

↘ Quelques huiles essentielles conseillées

- **Comme antiseptiques des bronches et favorisant la respiration :** thym, citron, orange, genièvre, girofle, citronnelle, lavande, pin, eucalyptus, niaouli, romarin, origan.

- **Pour se détendre et se calmer :** lavande, marjolaine, camomille, orange, néroli, petitgrain bigaradier.
- **En cas de léthargie ou dépression :** bergamote, géranium, jasmin, lavande, orange, santal, sauge sclarée.
- **Fatigue et manque de tonus :** lemongrass, mandarine, menthe poivrée, romarin, sauge sclarée.

Apprendre à respirer aux enfants

C'est par le jeu que l'on peut faire prendre conscience de la respiration aux enfants. Avec lui, ils découvriront avec plaisir les mécanismes respiratoires auxquels pour la plupart ils n'avaient guère porté attention. Les exercices de rétention prolongée du souffle ne sont pas recommandés chez les enfants. On pratiquera surtout des jeux simples d'attention et de contrôle de la respiration qui les aideront à intégrer ce nouvel élément dans leur représentation corporelle.

Exercice 1 : l'avion

Dans ce jeu, les bras se tendent à l'horizontale, comme pour imiter les ailes d'un avion. Cet exercice peut également se pratiquer à genoux.

- Bras le long du corps, préparez les ailes, soufflez.
- Sortez les ailes, inspirez.
- Atterrissage : ramenez en soufflant les bras le long du corps.

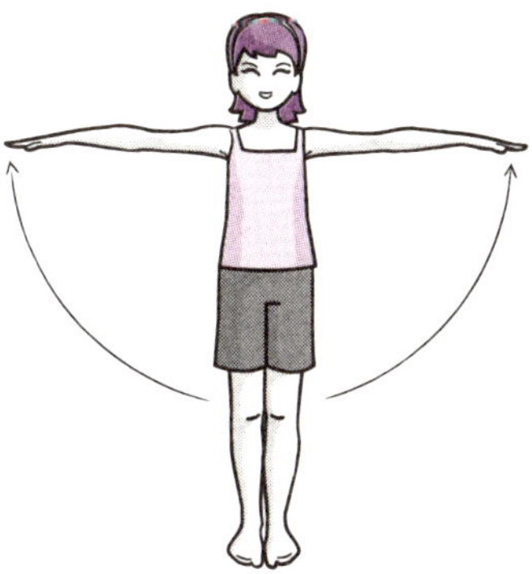

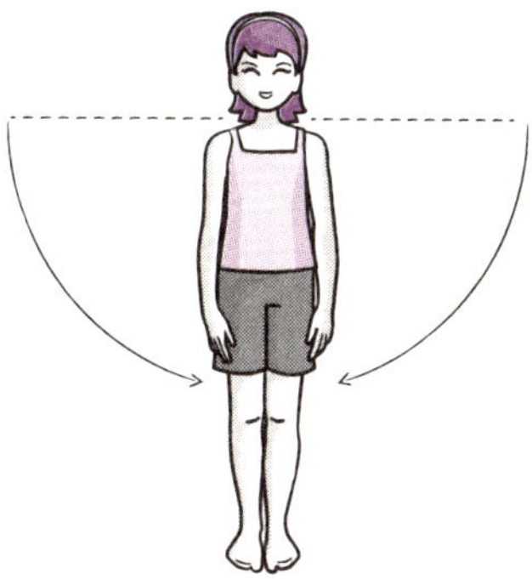

Exercice 2 : le moulin

- Allongez-vous au sol, à plat dos, jambes repliées.
- Portez le bras gauche derrière la tête en inspirant. Ramenez le bras gauche le long du corps en expirant. C'est la première aile du moulin qui tourne.
- Portez le bras droit derrière la tête en inspirant. Ramenez le bras droit le long du corps en expirant. C'est la deuxième aile du moulin qui tourne.
- Portez les deux bras derrière la tête en inspirant. Ramenez les deux bras le long du corps en expirant. Ce sont les deux ailes du moulin qui tournent.
- Recommencez l'exercice plusieurs fois.

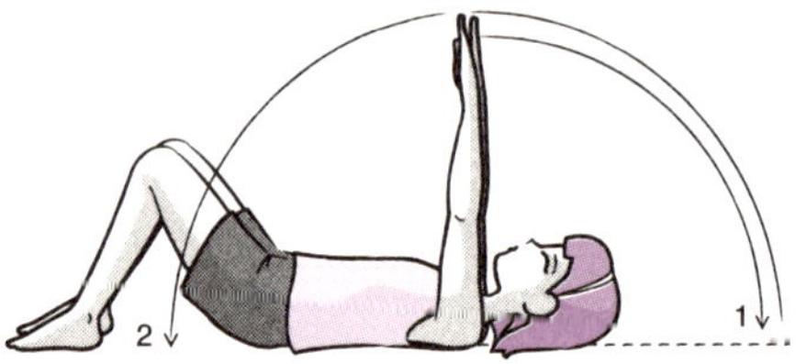

Exercice 3 : souffler les bougies

- Inspirez le plus d'air possible, puis bloquez la respiration.
- Soufflez toutes les bougies du gâteau. Comme elles sont nombreuses, il faut expirer longtemps, doucement et régulièrement.

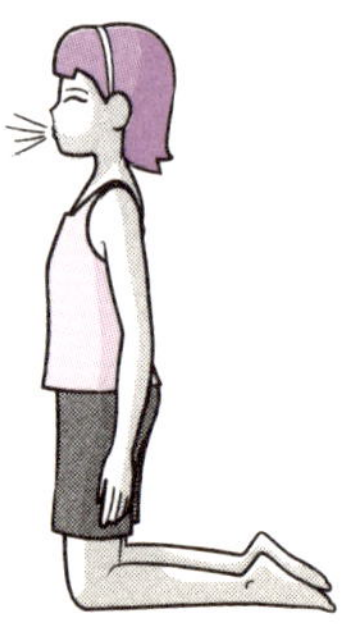

Exercice 4 : chut

- Inspirez profondément.
- Bloquez le souffle en portant l'index devant la bouche comme pour dire « chut ».
- Expirez en disant « chut » et en l'éloignant devant la bouche au rythme de l'expiration jusqu'à ce que vous ne sentiez plus d'air sur votre doigt. Pour accroître la sensation, on peut humecter au préalable le doigt.

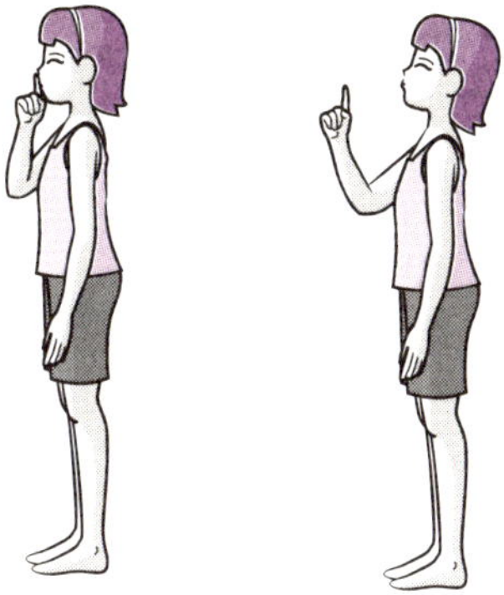

Exercice 5 : l'arc

- Prenez l'arc en tendant le bras gauche poing fermé à l'horizontale.
- Préparez la flèche en inspirant et en portant le coude droit replié à l'horizontale.
- Expirez en ouvrant la main droite comme pour laisser partir la flèche. La tête est tournée dans la direction de l'objectif.
- Faites de même de l'autre côté en inversant les positions.

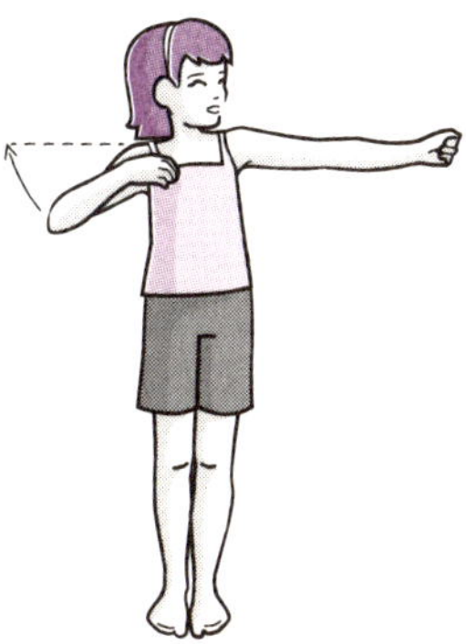

Exercice 6 : les bulles

Le jeu avec les bulles de savon est excellent pour aider les enfant à prendre conscience de leur respiration. Demandez aux enfants de suivre une bulle le plus longtemps possible en soufflant doucement dessus et en comptant le temps avant qu'elle n'éclate. Celui qui a obtenu le plus de points a gagné.

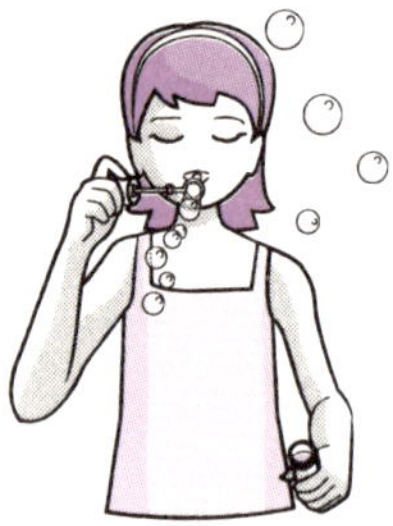

Exercice 7 : respirer avec un gros ballon

- Allongez-vous sur le sol, à plat dos, bras le long du corps.
- Placez une main sur le ventre, l'autre main sur la poitrine.
- Inspirez comme si vous vouliez respirer avec vos deux mains.
- Sentez votre corps qui se gonfle comme un gros ballon.
- Expirez, le ballon se dégonfle.
- Sentez les mouvements du ventre et de la poitrine avec vos mains.

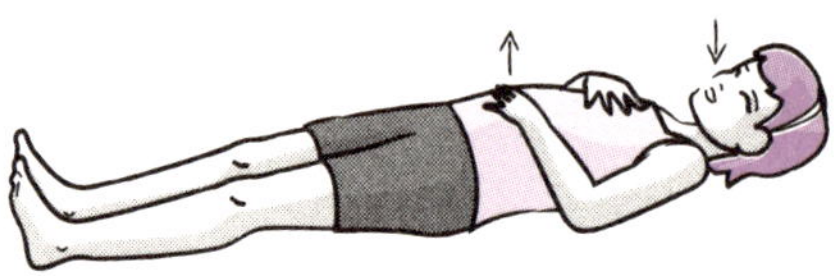

Exercice 8 : le soufflet

- À genoux, placez les mains de chaque côté de votre poitrine.
- Imaginez qu'elle est un gros soufflet qui va attiser la flamme d'un feu.
- Inspirez.
- L'expiration se fait en trois temps en déplaçant à chaque fois la hauteur des mains.

  – Soufflez en appuyant avec vos deux mains sur la partie basse du thorax. Gardez un peu d'ai

  – Déplacez vos mains au milieu du thorax. Expirez encore un peu d'air.

  – Puis une troisième fois en déplaçant les mains sous les aisselles.
- Inspirez profondément et reprenez l'exercice une ou deux fois.

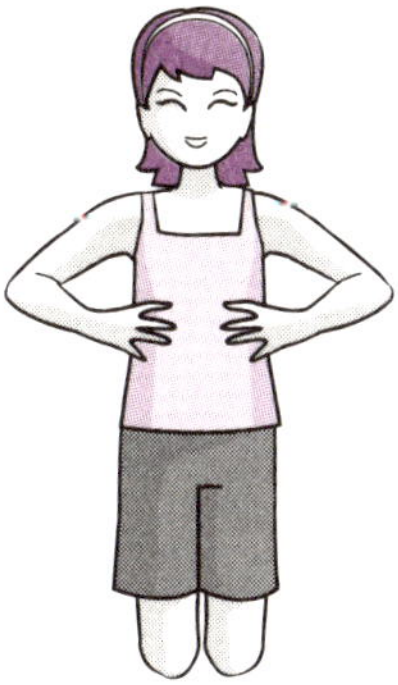